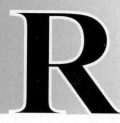

睡眠研究丛书
SLEEP RESEARCH SERIES

中国睡眠研究报告

ANNUAL SLEEP REPORT OF CHINA 2023

2023

喜临门睡眠研究院　主编

王俊秀　张衍　张跃　等／著

社会科学文献出版社
SOCIAL SCIENCES ACADEMIC PRESS (CHINA)

"睡眠研究丛书" 指导委员会

编辑委员会

目　录

Ⅰ　总报告

Ⅱ　分群体报告

Ⅲ　专题报告

Ⅳ　附录

I

总报告

共同富裕视角下的睡眠平等

摘　要：现阶段，我国人口老龄化进程加快，发展的不平衡不充分问题突出，关注弱势人群的睡眠健康、促进不同群体间的睡眠平等不仅仅是健康中国建设的应有之义，更是扎实推进共同富裕的重要一环。基于2022年中国社会心态调查，本研究分析了2022年民众的睡眠状况，并重点考察了不同社会经济地位群体在睡眠时长和睡眠质量自评方面的睡眠健康差距；同时，聚焦良好睡眠质量的社会心态基础，考察了主要社会心态指标及共同富裕相关认知对睡眠时长与睡眠质量自评的影响。结果表明：（1）民众睡眠时长有待增加、睡眠质量自评有待提升，50岁及以上中老年人和女性群体的睡眠质量自评偏低；（2）总体上，社会经济地位正向预测睡眠质量自评，在扎实推进共同富裕的过程中，有必要促进睡眠平等、缩小睡眠健康差距；（3）高质量的睡眠有赖于积极健康的心理环境，良好的社会心态是提升民众睡眠质量的社会心理基础；（4）较强的阶层系统合理信念、阶层流动信念、奋斗价值观、富裕内归因倾向等共同富裕相关认知有助于提升睡眠质量自评，促进睡眠平等。

关键词：睡眠时长　睡眠质量　睡眠平等　社会心态　共同富裕相关认知

一　引言

睡眠问题已成为一种全球健康流行病（Stranges et al.，2012）。调查显示，2010～2018年，我国居民每天平均睡眠时长逐年缩短，睡眠质量下降

（刘洋洋，2022）。睡眠不足、睡眠障碍等睡眠问题给人们的身心健康带来极大的困扰。研究表明，每晚平均睡眠时间少于 6 小时的人比睡眠时间在 7~9 小时的人的死亡风险高 13%（Hafner et al.，2017）。不仅如此，睡眠对认知功能和工作效率也有重要影响，睡眠不足会导致更多的交通事故、工业事故、医疗失误，并降低工作效率（Nuckols et al.，2009），睡眠障碍患者的就业率和工资水平普遍较低（Huyett and Bhattacharyya，2022）。鉴于此，睡眠不足将会使人们付出巨大的经济成本（Streatfeild et al.，2021）。来自美国、加拿大、英国、德国和日本的研究表明，睡眠问题每年造成的经济损失达 6800 亿美元（Hafner et al.，2017）。受新冠疫情影响，睡眠问题及其对民众健康福祉、经济社会发展的不利影响进一步凸显（Jahrami et al.，2021）。

随着睡眠问题日益严峻，不同人群之间的睡眠平等也逐渐受到公共健康领域研究者的关注（Dubar，2022；Jackson et al.，2020；张衍，2022）。具体而言，老年人及低收入者、低学历者、工作不稳定者等弱势人群的睡眠质量更低，他们更多地受到睡眠健康问题的困扰。研究发现，我国北方和南方城市中 60 岁及以上老年人的睡眠障碍患病率分别为 37.8% 和 41.5%；睡眠障碍在我国农村的老年人中比较常见（Wang et al.，2020）。此外，社会经济地位较低的人群可能面临更多的损害睡眠质量的不利因素。例如，他们的居住条件可能更差，睡眠环境中可能有更多的噪声，而较低的心理健康水平、较大的生活与工作压力等均会增加其患睡眠障碍的风险（Grunstein，2012）。值得关注的是，睡眠问题反过来会进一步损害弱势人群的身心健康与工作能力，进而加剧其不利处境，从而形成一种危害弱势人群福祉、增加社会不平等的"恶性循环"。鉴于此，有必要着力提升弱势人群的睡眠质量，缩小睡眠健康差距。

提升睡眠质量、促进睡眠平等不仅仅有赖于和谐稳定的社会环境，更有赖于健康积极的心理环境。社会心态是影响民众睡眠质量的一个重要的心理因素。例如，研究者通过对来自墨西哥、加纳、南非、印度、中国和俄罗斯的调查数据进行研究发现，社区安全感可显著提升民众的睡眠质量（Hill et al.，2016）。一项来自欧洲的纵向追踪研究发现，心理幸福感（包括情绪幸福感、自尊和社会关系三个方面）可显著增加儿童和青少年的睡眠时长，降低睡眠障碍风险；在 4 年的随访期间，心理幸福感的提升与较长的睡眠时间和较低的睡眠障碍发生率相关（Thumann et al.，2019）。可见，睡眠需求的满足、睡眠质量的提升离不开积极的社会心态基础。

现阶段，我国人口老龄化进程加快，发展的不平衡不充分问题突出，关注弱势人群的睡眠健康、促进不同群体间的睡眠平等不仅仅是健康中国建设的应有之义，更是扎实推进共同富裕的重要一环。在此过程中，与共同富裕相关的社会认知、态度与信念同样发挥着举足轻重的作用。例如，阶层流动信念反映了人们在社会分层系统中有机会实现向上或向下流动的信念（Day and Fiske，2017）。较强的阶层流动信念使人们相信不同阶层之间的开放性与可渗透性，在增强自身向上流动信心的同时，也有助于缓解因竞争压力带来的地位焦虑，从而有助于睡眠质量的提升。此外，对贫穷与富裕的内归因倾向反映了人们在解释致贫或致富的影响因素时，对抱负、能力、努力等个体内部因素（而非运气、关系、政策等外部因素）的认可程度。这种内归因倾向是社会公平感、主观幸福感等积极社会心态的重要影响机制之一，对于改善睡眠质量、降低睡眠障碍风险也发挥着重要作用。

基于上述分析，本研究基于 2022 年中国社会心态调查（Chinese Social Mentality Survey 2022），首先分析 2022 年民众的睡眠状况，并重点考察了不同社会经济地位群体在睡眠时长和睡眠质量自评方面的睡眠健康差距；其次，聚焦良好睡眠质量的社会心态基础，考察了安全感、主观幸福感、公平感、社会信任、社会压力感等主要社会心态指标对睡眠时长与睡眠质量自评的影响；最后，围绕共同富裕视角下的睡眠平等，探讨了共同富裕相关认知（即阶层系统合理信念、阶层流动信念、奋斗价值观、贫/富内归因倾向）对睡眠时长与睡眠质量自评的影响。

二 研究方法

2022 年社会心态数据源于 2022 年中国社会心态调查。这一调查由中国社会科学院社会学研究所社会心理学研究中心在 2022 年 7～11 月组织实施。根据第六次全国人口普查数据，在全国 30 个省（自治区、直辖市）进行分层抽样和 PPS 概率抽样，抽取 145 个县（市、区）的 314 个城镇社区，对其中在现地址居住 6 个月及以上、18～70 周岁①的居民进行抽样调查。受疫情影响，截至 2022 年 10 月调查了 265 个城镇社区，调查计划执行率为

---

① 本书中，为叙述方便，均将周岁简写为岁。

84.39%，获得 6168 份有效问卷。其中，调查计划执行率在 50% 以下的地区是甘肃、贵州、辽宁、宁夏、青海、山西、四川、新疆和浙江。样本特征见表 1。

调查用一个单选题测量睡眠时长，即："过去一个月，您每晚实际睡眠的时间有多少？"受访者须在 0~24 个小时中做出选择。调查采用自我报告的方式测量受访者的睡眠质量自评，受访者需要报告过去一个月内自己的总体睡眠质量，并在四点量表中做出选择，即：非常好（=1）、尚好（=2）、不好（=3），非常差（=4）。在数据分析过程中，将该项目的评分反向计分后作为睡眠质量自评的指标。

表 1 样本特征（$N = 6168$）

单位：人，%

变量		频数	占比	变量		频数	占比
年龄	42.68 ± 12.16				小学及以下	216	3.50
年龄段	18~19 岁	49	0.79	受教育程度	初中	1259	20.41
	20~29 岁	937	15.19		高中、中专、职高、技校	2417	39.19
	30~39 岁	1614	26.17				
	40~49 岁	1650	26.75		大学专科	1269	20.57
	50~59 岁	1321	21.42		大学本科	972	15.76
	60~70 岁	597	9.68		研究生	35	0.57
性别	男	2674	43.35	户口	本地城市户口	3218	52.17
	女	3494	56.65		本地农村户口	2651	42.98
宗教信仰	无	829	13.44		外地城市户口	122	1.98
	有	5339	86.56		外地农村户口	176	2.85
民族	汉族	5900	95.65	是否有工作	无	1642	26.62
	少数民族	268	4.35		有	4478	72.60
婚姻状况	未婚	909	14.74	个人月收入	1000 元及以下	449	7.28
	初婚有配偶	4966	80.51		1000~2000 元	394	6.39
	再婚有配偶	55	0.89		2000~3000 元	785	12.73
	离婚	105	1.70		3000~4000 元	1182	19.16
	丧偶	101	1.64		4000~5000 元	1148	18.61
	同居	29	0.47		5000~6000 元	809	13.12

续表

变量		频数	占比	变量		频数	占比
个人 月收入	6000~8000 元	770	12.48	家庭 月收入	1.5 万~2 万元	525	8.51
	8000~10000 元	410	6.65		2 万元以上	489	7.93
	1 万元以上	221	3.58	主观社会 阶层	下层	404	6.55
家庭 月收入	3000 元及以下	333	5.40		中下层	1690	27.40
	3000~5000 元	650	10.54		中层	3054	49.51
	5000~8000 元	1468	23.80		中上层	960	15.56
	8000~10000 元	1489	24.14		上层	60	0.97
	1 万~1.5 万元	1214	19.68				

注：部分变量存在缺失值，缺失值未列出。

三　研究结果

（一）不同群体的睡眠状况

1. 睡眠状况

总体而言，民众的睡眠时长有待增加、睡眠质量自评有待提升。2022 年，受访者的每晚平均睡眠时长为 7.40 小时，近半数受访者的每晚平均睡眠时长不足 8 小时（47.55%），16.79% 的受访者的每晚平均睡眠时长不足 7 小时（见图 1）。受访者的睡眠质量自评均值为 3.11，大部分受访者的睡眠质量自评为"尚好"或"非常好"（占比为 89.60%），有 22.60% 的受访者的睡眠质量自评为"非常好"，有 10.40% 的受访者的睡眠质量自评为"不好"或"非常差"（见图 2）。

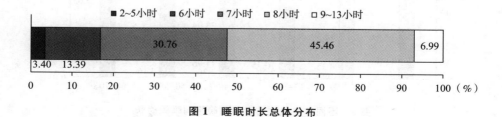

■2~5小时　■6小时　■7小时　8小时　□9~13小时

| 3.40 | 13.39 | 30.76 | 45.46 | 6.99 |

图 1　睡眠时长总体分布

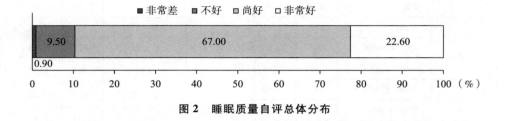

图 2　睡眠质量自评总体分布

2. 不同年龄段受访者的睡眠状况

对比不同年龄段受访者的睡眠状况可发现，随着年龄的增长，总体上受访者的睡眠时长呈缩短趋势，睡眠质量自评呈下降趋势。如图 3 所示，30 岁以下的群体中，六成多的受访者的每晚平均睡眠时长在 8 小时及以上，八成以上受访者的睡眠质量自评为"尚好"或"非常好"（见图 4）；与之相比，30～49 岁受访者的每晚平均睡眠时长缩短，睡眠时长不足 8 小时的受访者占比逐渐上升，拥有高质量睡眠的受访者占比逐渐下降；进入 50 岁以后，半数以上受访者的每晚平均睡眠时长不足 8 小时，睡眠质量自评为"不好"或"非常差"的受访者占比上升；60 岁及以上老年受访者的睡眠质量自评最低。以上结果表明，50 岁及以上中老年人的睡眠时长相对较短且睡眠质量自评相对较低。

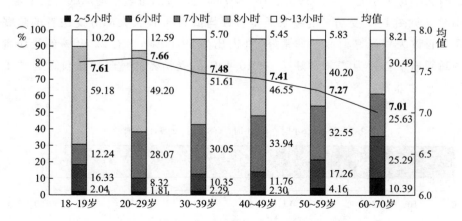

图 3　不同年龄段受访者的每晚平均睡眠时长

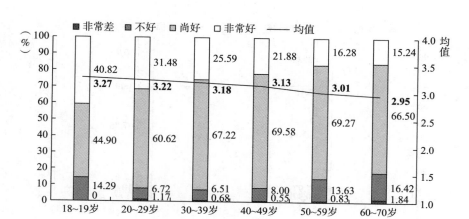

图 4　不同年龄段受访者的睡眠质量自评

3. 不同性别受访者的睡眠状况

对比不同性别受访者的睡眠状况可发现，男性受访者和女性受访者的每晚平均睡眠时长差异不大（见图 5），但男性受访者比女性受访者的睡眠质量自评略高（见图 6）。男性受访者睡眠质量自评为"尚好"或"非常好"的比例（91.06%）比女性受访者（88.58%）高 2.48 个百分点，且男性受访者睡眠质量自评为"非常好"的比例（25.09%）比女性受访者（20.72%）高 4.37 个百分点。可见，男性受访者和女性受访者的每晚平均睡眠时长接近，但是女性受访者的睡眠质量自评比男性受访者低。

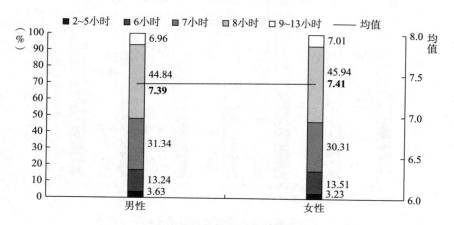

图 5　不同性别受访者的每晚平均睡眠时长

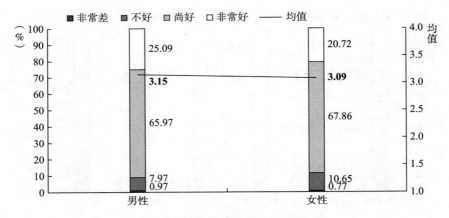

图 6　不同性别受访者的睡眠质量自评

4. 不同家庭月收入受访者的睡眠状况

对比不同家庭月收入受访者的睡眠状况可发现，随着收入的增长，总体上受访者睡眠时长呈倒 U 形分布，而睡眠质量自评则呈上升趋势。如图 7、图 8 所示，家庭月收入 3000 元及以下受访者的每晚平均睡眠时长最短（$M = 6.96$）、睡眠质量自评最低（$M = 2.98$），其中近六成（58.25%）受访者的每晚平均睡眠时长不足 8 小时，近两成（19.52%）受访者的睡眠质量自评为"不好"或"非常差"。随着家庭月收入增至 8000 ~ 10000 元，受访者的

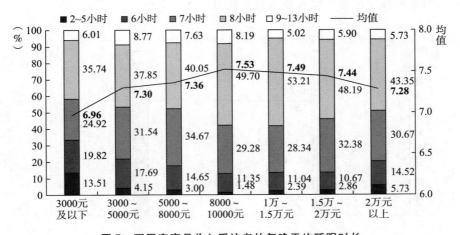

图 7　不同家庭月收入受访者的每晚平均睡眠时长

每晚平均睡眠时长增加，睡眠质量自评上升；而对于家庭月收入在 1 万元以上的受访者，其每晚平均睡眠时长随着家庭月收入的增加逐渐缩短，但睡眠质量自评随着家庭月收入的增加逐渐提高。其中，家庭月收入 8000 ~ 10000 元的受访者中，睡眠质量自评"尚好"或"非常好"的人数占比（91.41%）比家庭月收入 3000 元及以下受访者中的人数占比（80.48%）提升了 10.93 个百分点；家庭月收入 2 万元以上的受访者中，睡眠质量自评"非常好"的人数占比（30.06%）最高，比家庭月收入 8000 ~ 10000 元受访者中的人数占比（21.56%）提升了 8.50 个百分点。以上分析结果表明，不同家庭月收入群体的睡眠时长、睡眠质量自评存在较大差异，中等收入（8000 ~ 10000元）群体的睡眠时长最长，中、高收入群体的睡眠质量自评更好，低收入群体的睡眠时长有待增加，睡眠质量自评有待提升。

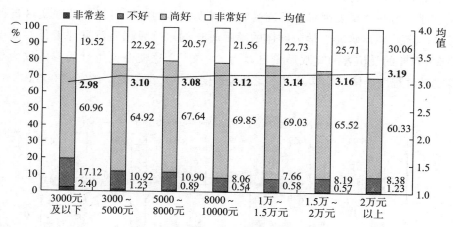

图 8　不同家庭月收入受访者的睡眠质量自评

5. 不同受教育程度受访者的睡眠状况

对比不同受教育程度受访者的睡眠状况可发现，随着受教育程度的提升，总体上，受访者的每晚平均睡眠时长增加（除大学本科及以上学历受访者外）、睡眠质量自评呈现上升趋势（除研究生学历受访者外）。如图 9、图 10 所示，初中及以下受教育程度受访者的每晚平均睡眠时长较短（$M \leqslant 7.30$）、睡眠质量自评偏低（$M \leqslant 3.01$），半数以上受访者的每晚平均睡眠时长不足 8 小时，睡眠质量自评为"不好"或"非常差"的受访者占比偏高。随着学历提高至大学本科，受访者的每晚平均睡眠时长逐渐增加，睡眠质量自评逐渐上升；其中，大学本科学历受访者中，每晚平均睡眠时长在 8 小时及以上的人数占比（56.48%）分别比小学及以下受教育程度受访者（48.61%）、初中受教育程度受访者（48.45%）提升了 7.87 个、8.03 个百分点；大学本科学历受访者中，睡眠质量自评"非常好"的人数占比（30.25%）分别比小学及以下受教育程度受访者（14.35%）、初中受教育程度受访者（17.32%）及高中、中专、职高、技校受教育程度受访者（21.68%）提升了 15.9 个、12.93 个、8.57 个百分点。不过，至研究生学历受访者，其每晚平均睡眠时长（$M = 7.14$）显著缩短、睡眠质量自评（$M = 2.94$）显著下降，每晚平均睡眠时长在 8 小时及以上的人数占比不足五成（42.86%），比大学本科学历受访者下降了 13.62 个百分点；睡眠质量自评为"不好"或"非常差"的人数占比则攀升至 25.71%，甚至与小学及以下受教育程度受访者持平。以上分析结果表明，受教育程度是影响睡眠质量自评的另一个重要因素，不同受教育程度群体的睡眠时长、睡眠质量自评存在一定差异；研究生学历群体的睡眠时长偏短、睡眠质量自评偏低，其中有 25.71% 的受访者的睡眠质量自评为"不好"，这使研究生学历群体成为与低受教育程度群体（小学及以下受教育程度群体）类似的"睡眠剥夺群体"。

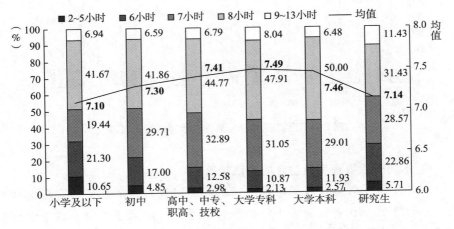

图 9 不同受教育程度受访者的每晚平均睡眠时长

6. 不同主观社会阶层受访者的睡眠状况

对比不同主观社会阶层受访者的睡眠状况可发现，随着主观社会阶层的上升，受访者的每晚平均睡眠时长逐渐增加，睡眠质量自评逐渐上升。如图

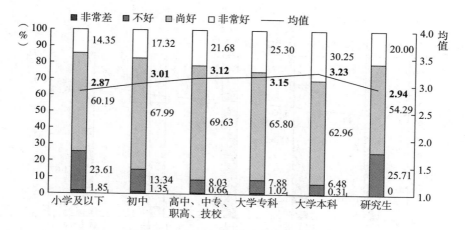

图 10　不同受教育程度受访者的睡眠质量自评

11、图 12 所示，自评"下层"的受访者的每晚平均睡眠时长最短（$M =$ 7.12）、睡眠质量自评最低（$M = 2.90$），超过半数（55.20%）的受访者的每晚平均睡眠时长不足 8 小时，27.48% 的受访者的每晚平均睡眠时长不足 7 小时，21.54% 的受访者的睡眠质量自评为"不好"或"非常差"。自评"中层"及以上的受访者中，半数以上受访者的每晚平均睡眠时长在 8 小时及以上，其中 75.00% 的自评"上层"的受访者的每晚平均睡眠时长在 8 小时及以上，比自评"下层"的受访者（44.80%）增长了 30.20 个百分点。

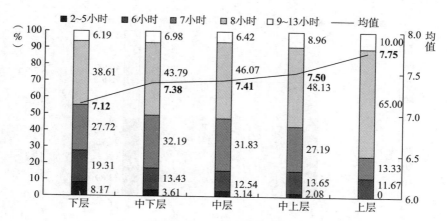

图 11　不同主观社会阶层受访者的每晚平均睡眠时长

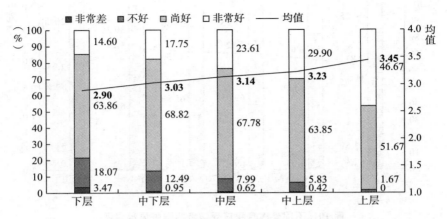

图 12　不同主观社会阶层受访者的睡眠质量自评

此外，在自评"中层"及以上的受访者中，九成以上的受访者的睡眠质量自评为"尚好"或"非常好"，其中自评"上层"的受访者的这一比例增至98.34%，比自评"下层"的受访者增长了19.88个百分点。以上分析结果表明，主观社会阶层是提升民众睡眠质量自评的重要因素。

7. 不同户口受访者的睡眠状况

对比不同户口受访者的睡眠状况可发现，二者无显著差异，城市户口受访者的睡眠质量自评比农村户口受访者略高。如图13、图14所示，城乡受

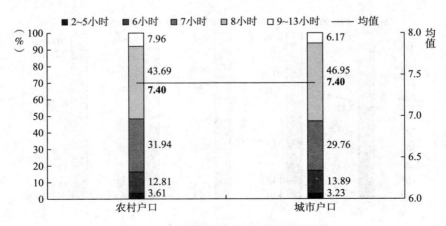

图 13　城乡受访者的每晚平均睡眠时长

访者的睡眠时长均有待增加（*M*s = 7.40）。两类受访者中均有近半数受访者
的每晚平均睡眠时长不足 8 小时；此外，城乡受访者的睡眠质量自评也较接
近，城市户口受访者的睡眠质量自评（*M* = 3.12）比农村户口受访者（*M* =
3.10）略高，城乡受访者中睡眠质量自评为"尚好"或"非常好"的比例
分别为90.24%和88.97%。

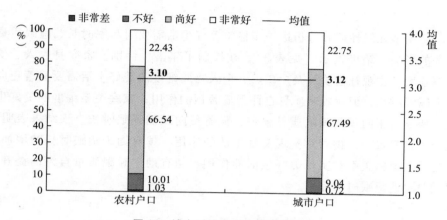

图 14 城乡受访者的睡眠质量自评

（二）影响睡眠状况的社会心态基础

1. 美好生活需要对睡眠状况的影响

美好生活需要是指人们对向往的美好生活的描述，包括国家社会维度、
个人物质维度、家庭关系维度。本报告采用《美好生活需要量表》对其进行
测量，量表均为 7 点计分（1 = 非常不重要，7 = 非常重要）。相关分析结果
显示（见表2），个人物质维度的美好生活需要与睡眠时长、睡眠质量自评
显著正相关，国家社会维度、家庭关系维度的美好生活需要则与睡眠质量自
评显著正相关。

表 2 美好生活需要与睡眠时长、睡眠质量自评的相关分析

		均值	标准差	1	2	3	4
1	睡眠时长	7.40	0.99	—			
2	睡眠质量自评	3.11	0.59	0.32 **	—		

		均值	标准差	1	2	3	4
						续表	
3	美好生活需要 – 国家社会	5.95	0.63	− 0.01	0.07 **	—	
4	美好生活需要 – 个人物质	5.58	0.64	0.03 *	0.08 **	0.48 **	—
5	美好生活需要 – 家庭关系	5.96	0.64	− 0.02	0.09 **	0.56 **	0.45 **

  * $p < 0.05$, ** $p < 0.01$ 。

　　采用多元线性回归分析进一步检验美好生活需要对睡眠时长、睡眠质量自评的影响。结果显示（见表3），在控制了年龄、性别、家庭月收入、受教育程度、主观社会阶层及户口后，个人物质维度的美好生活需要显著正向预测睡眠时长，但对睡眠质量自评无显著预测作用；家庭关系维度的美好生活需要显著正向预测睡眠质量自评，显著负向预测睡眠时长。该结果表明，民众越是看重个人物质对实现美好生活的作用，越有助于睡眠时长的增加；越是看重家庭关系对实现美好生活的作用，越有助于睡眠质量自评的提升，但同时也使睡眠时长缩短。

表 3　美好生活需要对睡眠时长、睡眠质量自评的影响

变量	参照变量	睡眠时长				睡眠质量自评			
		模型 1		模型 2		模型 1		模型 2	
		B	p	B	p	B	p	B	p
常数		7.51	< 0.001	7.61	< 0.001	3.08	< 0.001	2.61	< 0.001
年龄		− 0.01	< 0.001	− 0.01	< 0.001	− 0.01	< 0.001	− 0.01	< 0.001
性别									
女性	男性	0.04	0.085	0.04	0.088	− 0.05	< 0.001	− 0.05	< 0.001
家庭月收入									
3000 ~ 5000 元		0.24	< 0.001	0.24	< 0.001	0.04	0.313	0.03	0.402
5000 ~ 8000 元		0.28	< 0.001	0.27	< 0.001	0.00	0.929	0.00	0.933
8000 ~ 10000 元	3000 元	0.39	< 0.001	0.38	< 0.001	0.00	0.958	0.00	0.946
1 万 ~ 1.5 万元	及以下	0.33	< 0.001	0.33	< 0.001	− 0.01	0.798	− 0.01	0.795
1.5 万 ~ 2 万元		0.30	< 0.001	0.29	< 0.001	0.01	0.910	0.00	0.990
2 万元以上		0.13	0.093	0.12	0.113	0.01	0.796	0.01	0.877

续表

变量	参照变量	睡眠时长				睡眠质量自评			
		模型1		模型2		模型1		模型2	
		B	p	B	p	B	p	B	p
受教育程度									
初中		0.03	0.694	0.03	0.724	0.09	0.035	0.08	0.075
高中、中专、职高、技校		0.00	0.992	0.00	0.991	0.15	<0.001	0.13	0.003
大学专科	小学及以下	−0.04	0.618	−0.04	0.655	0.12	0.008	0.10	0.037
大学本科		−0.10	0.210	−0.10	0.216	0.17	<0.001	0.14	0.003
研究生		−0.41	0.023	−0.41	0.026	−0.14	0.188	−0.16	0.135
主观社会阶层									
中下层		0.19	<0.001	0.19	<0.001	0.12	<0.001	0.13	<0.001
中层	下层	0.23	<0.001	0.23	<0.001	0.23	<0.001	0.22	<0.001
中上层		0.33	<0.001	0.33	<0.001	0.30	<0.001	0.30	<0.001
上层		0.66	<0.001	0.65	<0.001	0.54	<0.001	0.54	<0.001
户口									
城市	农村	−0.03	0.306	−0.03	0.263	−0.01	0.766	0.00	0.985
美好生活需要（国家社会）				−0.02	0.502			0.01	0.391
美好生活需要（个人物质）				0.05	0.019			0.01	0.288
美好生活需要（家庭关系）				−0.05	0.040			0.06	<0.001
R^2		0.049		0.051		0.053		0.059	
F		17.72***		15.62***		19.17***		18.47***	

*** $p < 0.001$。

2. 美好生活体验对睡眠状况的影响

美好生活体验是个体将当下生活状况与美好生活需要进行对比后的评价。与美好生活需要类似，美好生活体验也包括国家社会维度、个人物质维度、家庭关系维度。本报告采用《美好生活体验量表》对其进行测量，量表均为7点计分（1＝非常不符合，7＝非常符合）。相关分析结果显示（见表4），个人物质维度的美好生活体验与睡眠时长、睡眠质量自评显著正相关，国家社会维度、家庭关系维度的美好生活体验则均与睡眠质量自评显著正相关。

表 4　美好生活体验与睡眠时长、睡眠质量自评的相关分析

		均值	标准差	1	2	3	4
1	睡眠时长	7.40	0.99	—			
2	睡眠质量自评	3.11	0.59	0.32**	—		
3	美好生活体验–国家社会	5.59	0.69	0.01	0.13**	—	
4	美好生活体验–个人物质	5.11	0.91	0.04**	0.13**	0.57**	—
5	美好生活体验–家庭关系	5.63	0.75	0.02	0.11**	0.54**	0.52**

$^{*}p < 0.05$，$^{**}p < 0.01$。

采用多元线性回归分析进一步检验美好生活体验对睡眠时长、睡眠质量自评的影响。结果显示（见表5），在控制了年龄、性别、家庭月收入、受教育程度、主观社会阶层及户口后，国家社会维度、家庭关系维度的美好生活体验均可显著正向预测睡眠质量自评，个人物质维度的美好生活体验对睡眠质量自评的正向预测效应也达到边缘显著水平；不过，三个维度的美好生活体验对睡眠时长均无显著预测作用。该结果表明，民众在国家社会、家庭关系、个人物质方面的美好生活体验越多，其睡眠质量自评越高，但睡眠时长并未受到显著影响。

表 5　美好生活体验对睡眠时长、睡眠质量自评的影响

变量	参照变量	睡眠时长				睡眠质量自评			
		模型 1		模型 2		模型 1		模型 2	
		B	p	B	p	B	p	B	p
常数		7.51	<0.001	7.36	<0.001	3.08	<0.001	2.51	<0.001
年龄		−0.01	<0.001	−0.02	<0.001	−0.01	<0.001	−0.01	<0.001
性别									
女性	男性	0.04	0.085	0.04	0.080	−0.05	<0.001	−0.05	<0.001
家庭月收入									
3000~5000 元	3000 元及以下	0.24	<0.001	0.23	<0.001	0.04	0.313	0.04	0.338
5000~8000 元		0.28	<0.001	0.27	<0.001	0.00	0.929	0.00	0.967
8000~10000 元		0.39	<0.001	0.37	<0.001	0.00	0.958	0.00	0.950
1 万~1.5 万元		0.33	<0.001	0.32	<0.001	−0.01	0.798	−0.01	0.776
1.5 万~2 万元		0.30	<0.001	0.27	<0.001	0.01	0.910	0.00	0.922
2 万元以上		0.13	0.093	0.11	0.165	0.01	0.796	0.00	0.947

变量	参照变量	睡眠时长				睡眠质量自评			
		模型 1		模型 2		模型 1		模型 2	
		B	p	B	p	B	p	B	p
受教育程度									
初中	小学及以下	0.03	0.694	0.02	0.800	0.09	0.035	0.08	0.075
高中、中专、职高、技校		0.00	0.992	−0.01	0.844	0.15	<0.001	0.12	0.004
大学专科		−0.04	0.618	−0.06	0.473	0.12	0.008	0.10	0.033
大学本科		−0.10	0.210	−0.12	0.137	0.17	<0.001	0.14	0.005
研究生		−0.41	0.023	−0.42	0.020	−0.14	0.188	−0.15	0.153
主观社会阶层									
中下层	下层	0.19	<0.001	0.18	0.001	0.12	<0.001	0.09	0.003
中层		0.23	<0.001	0.20	<0.001	0.23	<0.001	0.17	<0.001
中上层		0.33	<0.001	0.31	<0.001	0.30	<0.001	0.24	<0.001
上层		0.66	<0.001	0.62	<0.001	0.54	<0.001	0.48	<0.001
户口									
城市	农村	−0.03	0.306	−0.03	0.322	−0.01	0.766	0.00	0.879
美好生活体验（国家社会）				−0.02	0.446			0.06	<0.001
美好生活体验（个人物质）				0.03	0.134			0.02	0.076
美好生活体验（家庭关系）				0.03	0.102			0.04	<0.001
R^2		0.049		0.051		0.053		0.069	
F		17.72 ***		15.59 ***		19.17 ***		21.53 ***	

*** $p < 0.001$。

3. 安全感、主观幸福感、公平感、社会信任与社会压力感对睡眠状况的影响

作为社会心态的重要指标，安全感、主观幸福感、公平感、社会信任与社会压力感也是影响民众睡眠状况的重要因素。其中，安全感涉及人们日常生活的不安全因素和风险相关的内容。对安全感的测量采用 7 点计分（1 = 非常不安全，7 = 非常安全），具体包括人身、个人和家庭财产、交通、医疗药品、食品、劳动、个人信息、环境安全感以及总体上的安全状况。2022 年受访者总体安全感处于中等偏上水平（$M = 5.19$）。对主观幸福感的测量采

用《生活满意度量表》，量表包含 5 个题目，采用 7 点计分（1 = 非常不同意，7 = 非常同意）。2022 年受访者总体主观幸福感处于中等偏上水平（M = 5.10）。对公平感的测量涉及教育、经济、政治等与民众生活息息相关的 13 个方面，包括高考制度，义务教育，政治权利，司法与执法，公共医疗，工作与就业机会，财富及收入分配，养老等社会保障待遇，不同地区、行业之间的待遇，选拔党政干部，城乡之间的权利、待遇，财政和税收政策以及社会总体公平情况，量表采用 7 点计分（1 = 非常不公平，7 = 非常公平）。2022 年受访者总体公平感处于中等偏上水平（M = 4.97）。社会信任包括一般信任和陌生人信任两个方面。其中，对一般信任的测量包含 3 个题目，在每道题中，受访者需要在 7 点量尺上对 A、B 两种观点做出倾向性选择（如"人们在大多数情况下是：A. 乐于助人的；B. 都只顾自己，不管别人"；7 点计分，1 = 非常同意 A，7 = 非常同意 B）；将三个题目的评分反向计分后，计算均值并将其作为一般信任的指标，得分越高表示一般信任程度越高。对陌生人信任的测量包含 1 个题目，即"社会上大多数人信任陌生人"（7 点计分，1 = 非常不同意，7 = 非常同意）。2022 年受访者总体一般信任处于中等偏上水平（M = 4.90），总体陌生人信任则处于中等偏下水平（M = 3.84）。社会压力感指人们在社会生活中感受到的生存、生活压力，社会压力感在一定程度上体现了整体的社会环境情况。本报告采用自编问卷测量社会压力感，包括住房、交通、医疗、收入、物价等 13 个方面，采用 7 点计分（1 = 非常不严重，7 = 非常严重）。2022 年受访者总体社会压力感处于中等偏下水平（M = 3.45）。

相关分析结果显示（见表 6），安全感、主观幸福感、公平感、一般信任和陌生人信任均与睡眠时长、睡眠质量自评显著正相关；社会压力感与睡眠时长无显著相关，但与睡眠质量自评显著负相关。

表 6　安全感、主观幸福感、公平感、社会信任与社会压力感和睡眠时长、睡眠质量自评的相关分析

		均值	标准差	1	2	3	4	5	6	7
1	睡眠时长	7.40	0.99	—						
2	睡眠质量自评	3.11	0.59	0.32**	—					
3	安全感	5.19	0.75	0.03*	0.15**	—				

续表

		均值	标准差	1	2	3	4	5	6	7
4	主观幸福感	5.10	0.94	0.07 **	0.13 **	0.42 **	—			
5	公平感	4.97	0.85	0.05 **	0.14 **	0.58 **	0.45 **	—		
6	一般信任	4.90	1.09	0.08 **	0.11 **	0.20 **	0.14 **	0.16 **	—	
7	陌生人信任	3.84	1.23	0.04 **	0.09 **	0.12 **	0.13 **	0.15 **	0.17 **	—
8	社会压力感	3.45	1.10	−0.01	−0.07 **	−0.26 **	−0.17 **	−0.26 **	−0.17 **	−0.01

* $p < 0.05$，** $p < 0.01$。

采用多元线性回归分析进一步检验安全感、主观幸福感、公平感、社会信任与社会压力感对睡眠时长、睡眠质量自评的影响。结果显示（见表7），在控制了年龄、性别、家庭月收入、受教育程度、主观社会阶层及户口后，主观幸福感、一般信任可显著正向预测民众睡眠时长、睡眠质量自评；安全感、公平感、陌生人信任则可显著正向预测民众睡眠质量自评，但对睡眠时长无显著影响；社会压力感可显著负向预测民众睡眠质量自评。以上分析结果表明，良好的社会心态是提升民众睡眠质量的社会心理基础，较高的安全感、主观幸福感、公平感、社会信任以及较低的社会压力感能够显著提升民众的睡眠质量自评。

表7 安全感、主观幸福感、公平感、社会信任与社会压力感对睡眠时长、睡眠质量自评的影响

变量	参照变量	睡眠时长				睡眠质量自评			
		模型1		模型2		模型1		模型2	
		B	p	B	p	B	p	B	p
常数		7.51	<0.001	6.98	<0.001	3.08	<0.001	2.45	<0.001
年龄		−0.01	<0.001	−0.02	<0.001	−0.01	<0.001	−0.01	<0.001
性别									
女性	男性	0.04	0.085	0.05	0.061	−0.05	<0.001	−0.04	0.006

续表

变量	参照变量	睡眠时长				睡眠质量自评			
		模型 1		模型 2		模型 1		模型 2	
		B	p	B	p	B	p	B	p
家庭月收入									
3000~5000 元		0.24	<0.001	0.23	<0.001	0.04	0.313	0.03	0.434
5000~8000 元		0.28	<0.001	0.26	<0.001	0.00	0.929	-0.01	0.791
8000~10000 元	3000 元	0.39	<0.001	0.35	<0.001	0.00	0.958	-0.02	0.688
1 万~1.5 万元	及以下	0.33	<0.001	0.30	<0.001	-0.01	0.798	-0.03	0.516
1.5 万~2 万元		0.30	<0.001	0.26	<0.001	-0.01	0.910	-0.02	0.636
2 万元以上		0.13	0.093	0.10	0.202	0.01	0.796	-0.01	0.857
受教育程度									
初中		0.03	0.694	0.03	0.638	0.09	0.035	0.09	0.040
高中、中专、职高、技校	小学及	0.00	0.992	0.01	0.936	0.15	<0.001	0.13	0.002
大学专科	以下	-0.04	0.618	-0.03	0.714	0.12	0.008	0.12	0.009
大学本科		-0.10	0.210	-0.09	0.262	0.17	<0.001	0.16	<0.001
研究生		-0.41	0.023	-0.38	0.035	-0.14	0.188	-0.12	0.257
主观社会阶层									
中下层		0.19	<0.001	0.14	0.009	0.12	<0.001	0.06	0.050
中层	下层	0.23	<0.001	0.15	0.004	0.23	<0.001	0.14	<0.001
中上层		0.33	<0.001	0.26	<0.001	0.30	<0.001	0.21	<0.001
上层		0.66	<0.001	0.60	<0.001	0.54	<0.001	0.48	<0.001
户口									
城市	农村	-0.03	0.306	-0.03	0.330	-0.01	0.766	0.00	0.849
安全感				-0.01	0.648			0.05	<0.001
主观幸福感				0.06	<0.001			0.03	0.001
公平感				0.01	0.716			0.02	0.044
一般信任				0.06	<0.001			0.04	<0.001
陌生人信任				0.01	0.366			0.02	<0.001
社会压力感				0.01	0.651			-0.02	0.021
R^2		0.049		0.058		0.053		0.083	
F		17.72 ***		15.67 ***		19.17 ***		23.04 ***	

*** $p < 0.001$。

（三）共同富裕相关认知对睡眠状况的影响

作为与共同富裕相关的社会认知、态度与观念，阶层系统合理信念、阶层流动信念、奋斗价值观、富裕内归因倾向、贫穷内归因倾向同样影响民众的睡眠时长、睡眠质量自评。其中，阶层系统合理信念反映了人们对阶层系统公正性、合理性、正当性的感知，以及相应的支持和维护社会分层系统的态度。本报告采用《阶层系统合理信念量表》对其进行测量，包含 8 个题目（如"我国当前的经济体制是公平的"），量表采用 7 点计分（1 = 非常不同意，7 = 非常同意）。2022 年受访者的阶层系统合理信念处于中等偏上水平（$M = 4.48$）。阶层流动信念是关于人们在社会分层系统中有机会实现向上或向下流动的信念。这种信念关注不同阶层之间的开放性与可渗透性，强调社会成员实现阶层流动的程序公正性。本报告采用《阶层流动信念量表》对其进行测量，包含 7 个题目（如"在当今社会，'白手起家'的可能性仍然很大"），量表采用 7 点计分（1 = 非常不同意，7 = 非常同意）。2022 年受访者的阶层流动信念处于中等偏上水平（$M = 4.23$）。奋斗价值观是指个体相信知识、努力、周密的计划以及其他相关资源会带来正面效应，并有助于避免负面效应，强调努力和回报的对应关系，有"世界公正信念"的含义。本报告采用 4 个题目对其进行测量（如"只要真的努力尝试，就会成功"），量表采用 5 点计分（1 = 非常不相信，5 = 非常相信）。2022 年受访者的奋斗价值观处于中等偏上水平（$M = 3.87$）。贫/富内归因倾向是指个体对致贫或致富因素的解释倾向，较高的内归因倾向表现为个体更倾向于将贫穷或富裕解释为内部因素（如抱负、能力、努力等）而非外部因素（如关系、运气、政策等）所致。本报告各采用 7 个题目测量受访者对贫穷或富裕的内归因倾向，其中内部归因子量表包含 3 个题目，外部归因子量表包含 4 个题目。本报告将内、外归因子量表均值的差值作为贫穷或富裕内归因倾向的指标。

相关分析结果显示（见表 8），阶层系统合理信念、阶层流动信念、奋斗价值观、富裕内归因倾向与睡眠时长、睡眠质量自评均显著正相关，贫穷内归因倾向与睡眠质量自评显著正相关，但与睡眠时长无显著相关关系。

表 8　共同富裕相关认知与睡眠时长、睡眠质量自评的相关分析

		均值	标准差	1	2	3	4	5	6
1	睡眠时长	7.40	0.99	—					

续表

		均值	标准差	1	2	3	4	5	6
2	睡眠质量自评	3.11	0.59	0.32**	—				
3	阶层系统合理信念	4.48	0.75	0.06**	0.15**	—			
4	阶层流动信念	4.23	0.54	0.03*	0.12**	0.31**	—		
5	奋斗价值观	3.87	0.67	0.06**	0.13**	0.38**	0.32**	—	
6	富裕内归因倾向	0.36	1.52	0.03*	0.11**	0.35**	0.34**	0.29**	—
7	贫穷内归因倾向	0.12	1.56	-0.01	0.08**	0.29**	0.26**	0.19**	0.65**

* $p < 0.05$，** $p < 0.01$。

　　采用多元线性回归分析进一步检验阶层系统合理信念、阶层流动信念、奋斗价值观、富裕内归因倾向、贫穷内归因倾向对睡眠时长、睡眠质量自评的影响。结果显示（见表9），在控制了年龄、性别、家庭月收入、受教育程度、主观社会阶层及户口后，阶层系统合理信念、奋斗价值观可显著正向预测睡眠时长和睡眠质量自评；富裕内归因倾向、阶层流动信念也可显著正向预测睡眠质量自评，但对睡眠时长无显著预测作用；贫穷内归因倾向对睡眠质量自评无显著预测作用，但可显著负向预测睡眠时长。以上分析结果表明，共同富裕相关认知也是提升民众睡眠质量的社会心理基础，较强的阶层系统合理信念、阶层流动信念可显著提升民众的睡眠质量自评；并且，民众越是认可奋斗价值观，越是认可抱负、能力、努力等内部因素（而非关系、运气、政策等外部因素）对致富的影响，其睡眠质量自评也越高；不过，贫穷内归因倾向可能会使睡眠时长缩短，但对睡眠质量自评无显著影响。

表9　共同富裕相关认知对睡眠时长、睡眠质量自评的影响

变量	参照变量	睡眠时长				睡眠质量自评			
		模型 1		模型 2		模型 1		模型 2	
		B	p	B	p	B	p	B	p
常数		7.51	<0.001	7.10	<0.001	3.08	<0.001	2.47	<0.001
年龄		-0.01	<0.001	-0.02	<0.001	-0.01	<0.001	-0.01	<0.001
性别									
女性	男性	0.04	0.085	0.04	0.115	-0.05	<0.001	-0.05	<0.001

续表

变量	参照变量	睡眠时长				睡眠质量自评			
		模型1		模型2		模型1		模型2	
		B	*p*	*B*	*p*	*B*	*p*	*B*	*p*
家庭月收入									
3000~5000元	3000元及以下	0.24	<0.001	0.23	<0.001	0.04	0.313	0.03	0.417
5000~8000元		0.28	<0.001	0.28	<0.001	0.00	0.929	0.00	0.994
8000~10000元		0.39	<0.001	0.39	<0.001	0.00	0.958	-0.01	0.780
1万~1.5万元		0.33	<0.001	0.34	<0.001	-0.01	0.798	-0.03	0.507
1.5万~2万元		0.30	<0.001	0.30	<0.001	0.01	0.910	-0.01	0.857
2万元以上		0.13	0.093	0.15	0.046	0.01	0.796	0.02	0.603
受教育程度									
初中	小学及以下	0.03	0.694	0.01	0.942	0.09	0.035	0.07	0.124
高中、中专、职高、技校		0.00	0.992	-0.03	0.642	0.15	<0.001	0.12	0.006
大学专科		-0.04	0.618	-0.08	0.325	0.12	0.008	0.10	0.026
大学本科		-0.10	0.210	-0.14	0.087	0.17	<0.001	0.14	0.003
研究生		-0.41	0.023	-0.43	0.018	-0.14	0.188	-0.12	0.253
主观社会阶层									
中下层	下层	0.19	<0.001	0.17	0.002	0.12	<0.001	0.09	0.008
中层		0.23	<0.001	0.18	<0.001	0.23	<0.001	0.15	<0.001
中上层		0.33	<0.001	0.27	<0.001	0.30	<0.001	0.21	<0.001
上层		0.66	<0.001	0.60	<0.001	0.54	<0.001	0.46	<0.001
户口									
城市	农村	-0.03	0.306	-0.01	0.687	-0.01	0.766	0.01	0.589
阶层系统合理信念				0.04	0.027			0.06	<0.001
阶层流动信念				-0.01	0.636			0.05	0.001
奋斗价值观				0.10	<0.001			0.07	<0.001
富裕内归因倾向				0.02	0.101			0.01	0.052
贫穷内归因倾向				-0.04	<0.001			0.00	0.798
R^2		0.049		0.057		0.053		0.077	
F		17.72***		16.21***		19.17***		22.18***	

*** $p < 0.001$。

四　讨论

（一）民众睡眠时长有待增加、睡眠质量自评有待提升，50 岁及以上中老年人和女性群体的睡眠质量自评偏低

分析结果显示，2022 年受访者的每晚平均睡眠时长为 7.40 小时，近半数受访者的每晚平均睡眠时长不足 8 小时，16.79% 的受访者的每晚平均睡眠时长不足 7 小时；受访者的睡眠质量自评均值为 3.11，22.60% 的受访者的睡眠质量自评为"非常好"，10.40% 的受访者的睡眠质量自评为"不好"或"非常差"。可见，民众睡眠时长有待增加、睡眠质量自评有待提升。分析还发现，随着年龄的增长，总体上受访者的睡眠时长呈缩短趋势，睡眠质量自评呈下降趋势。其中，50 岁及以上中老年人的睡眠时长相对较短且睡眠质量自评相对较低，60 岁及以上老年人的睡眠质量自评最低。此外，分析结果表明，男性受访者和女性受访者的每晚平均睡眠时长接近，但是女性受访者比男性受访者的睡眠质量自评略低。Fatima 等（2016）也发现了类似的结论，并且发现睡眠质量的性别差异与抑郁症状、生活方式等因素无关，未来研究须从生理机制等方面寻求可能的解释，从而为提升女性群体的睡眠质量提供可行的方案。

（二）总体上，社会经济地位正向预测睡眠质量自评，在扎实推进共同富裕的过程中，有必要促进睡眠平等、缩小睡眠健康差距

通过对比不同家庭月收入、受教育程度、主观社会阶层、户口等受访者的睡眠状况可发现，低收入、低受教育程度、低主观社会阶层及农村户口受访者的每晚平均睡眠时长相对较短，睡眠质量自评偏低。总体而言，随着家庭月收入、受教育程度、主观社会阶层等社会经济地位指标水平的提升，受访者的每晚平均睡眠时长有增加趋势（家庭月收入 1.5 万元以上、大学本科及以上学历的受访者除外），睡眠质量自评呈现上升趋势（研究生学历受访者除外）。高质量的睡眠需要良好的睡眠环境作为保障。然而，与高社会经济地位者相比，低社会经济地位者相对弱势的处境致使其睡眠环境较差；并且，由于睡眠相关知识的缺乏与睡眠健康意识不强，低社会经济地位者更可能受到不良睡眠习惯与不合理睡眠信念的影响。鉴于此，一方面，有必要深

入贯彻落实健康中国行动，普及和宣传睡眠相关知识，改善低收入群体、低受教育程度群体等弱势群体的睡眠习惯，着力提升其睡眠质量；另一方面，作为扎实推进共同富裕的重要一环，有必要在医疗、社会保障等方面加大对弱势群体的政策倾斜力度，促进不同群体的睡眠平等、缩小睡眠健康差距。值得关注的是，研究生学历群体的睡眠时长偏短、睡眠质量自评偏低。

（三）高质量的睡眠有赖于积极健康的心理环境，良好的社会心态是提升民众睡眠质量的社会心理基础

本研究发现，社会心态是影响民众睡眠状况的重要因素。首先，美好生活需要能够提升睡眠质量自评。民众越是看重个人物质对实现美好生活的作用，越有助于睡眠时长的增加；越是看重家庭关系对实现美好生活的作用，越有助于睡眠质量自评的提升。其次，美好生活体验构成高质量睡眠的基础。民众在国家社会、个人物质、家庭关系方面的美好生活体验越多，其睡眠质量自评越高。最后，较高的安全感、主观幸福感、公平感、社会信任以及较低的社会压力感能够显著提升民众的睡眠质量自评。以上结果表明，高质量的睡眠有赖于积极健康的心理环境，良好的社会心态是提升民众睡眠质量自评的社会心理基础。该结果凸显了在国家战略层面加强社会心理服务体系建设、培育积极社会心态的必要性（王俊秀，2020）。

（四）较强的阶层系统合理信念、阶层流动信念、奋斗价值观、富裕内归因倾向等共同富裕相关认知有助于提升睡眠质量自评，促进睡眠平等

文化、价值观等社会意识是影响经济繁荣以及现代化进程的重要因素之一（林赛，2010）。在建设中国式现代化、迈向共同富裕的进程中，共同富裕相关认知发挥着重要的作用。本研究发现，共同富裕相关认知也是提升民众睡眠质量的社会心理基础。其中，较强的阶层系统合理信念、阶层流动信念可显著提升民众的睡眠质量自评；并且，民众越是认可奋斗价值观，越是认可抱负、能力、努力等内部因素（而非关系、运气、政策等外部因素）对致富的影响，其睡眠质量自评也越高。其可能的原因在于，较强的阶层系统合理信念、阶层流动信念以及奋斗价值观、富裕内归因倾向等有助于增强民众向上阶层流动的信心，提升安全感、获得感、主观幸福感，从而起到提升睡眠质量的作用。更进一步，此类与共同富裕相关的理性认知对于改善低社会经济地位者的睡眠状况可能发挥更大的积极作用，进而成为促进睡眠平等的重要因素。

参考文献

刘洋洋，2022，《中国居民睡眠状况的变化（2010～2018 年）》，载王俊秀、张衍、刘洋洋等著《中国睡眠研究报告 2022》，社会科学文献出版社。

斯特斯·林赛，2010，《文化、心理模式和国家繁荣》，载塞缪尔·亨廷顿、劳伦斯·哈里森主编《文化的重要作用——价值观如何影响人类进步》，陈克雄译，新华出版社。

王俊秀，2020，《多重整合的社会心理服务体系：政策逻辑、建构策略与基本内核》，《心理科学进展》第 1 期。

张衍，2022，《睡眠不平等及其影响》，载王俊秀、张衍、刘洋洋等著《中国睡眠研究报告 2022》，社会科学文献出版社。

Day, M. V., and Fiske, S. T. 2017. Movin'on up? How perceptions of social mobility affect our willingness to defend the system. *Social Psychological and Personality Science*, 8: 267 – 274.

Dubar, R. T. 2022. #No justice no sleep: Critical intersections of race-ethnicity, income, education, and social determinants in sleep health disparities. *Sleep Health*, 8: 7 – 10.

Fatima, Y., Doi, S. A., Najman, J. M., and Al Mamun, A. 2016. Exploring gender difference in sleep quality of young adults: Findings from a large population study. *Clinical Medicine & Research*, 14: 138 – 144.

Grunstein, R. R. 2012. Global perspectives on sleep and health issues. *Journal of the National Institute of Public Health*, 61: e42.

Hafner, M., Stepanek, M., Taylor, J., Troxel, W. M., and van Stolk, C. 2017. Why sleep matters—The economic costs of insufficient sleep: A cross-country comparative analysis. *Rand Health Quarterly*, 6: 11.

Hill, T. D., Trinh, H. N., Wen, M., and Hale, L. 2016. Perceived neighborhood safety and sleep quality: A global analysis of six countries. *Sleep Medicine*, 18: 56 – 60.

Huyett, P., and Bhattacharyya, N. 2022. The association between sleep disorders on employment and income among adults in the United States. *Journal of Clinical Sleep Medicine*, 18 (8): jcsm – 10040.

Jackson, C. L., Walker, J. R., Brown, M. K., Das, R., and Jones, N. L. 2020. A workshop report on the causes and consequences of sleep health disparities. *Sleep*, 43: zsaa037.

Jahrami, H., BaHammam, A. S., Bragazzi, N. L., Saif, Z., Faris, M., and Vitiello, M. V. 2021. Sleep problems during the COVID-19 pandemic by population: A systematic review and meta-analysis. *Journal of Clinical Sleep Medicine*, 17: 299 – 313.

Nuckols, T. K. , Bhattacharya, J. , Wolman, D. M. , Ulmer, C. , & Escarce, J. J. 2009. Cost implications of reduced work hours and workloads for resident physicians. *New England Journal of Medicine*, 360: 2202 – 2215.

Stranges, S. , Tigbe, W. , Gómez-Olivé, F. X. , Thorogood, M. , and Kandala, N. B. 2012. Sleep problems: An emerging global epidemic? Findings from the INDEPTH WHO-SAGE study among more than 40000 older adults from 8 countries across Africa and Asia. *Sleep*, 35: 1173 – 1181.

Streatfeild, J. , Smith, J. , Mansfield, D. , Pezzullo, L. , and Hillman, D. 2021. The social and economic cost of sleep disorders. *Sleep*, 44: zsab132.

Thumann, B. F. , Börnhorst, C. , Michels, N. , Veidebaum, T. , Solea, A. , … Reisch, L. 2019. Cross-sectional and longitudinal associations between psychosocial well-being and sleep in European children and adolescents. *Journal of Sleep Research*, 28: e12783.

Wang, P. , Song, L. , Wang, K. , Han, X. , Cong, L. , Wang, Y. , … and Du, Y. 2020. Prevalence and associated factors of poor sleep quality among Chinese older adults living in a rural area: A population-based study. *Aging Clinical and Experimental Research*, 32: 125 – 131.

Zhao, X. , Lan, M. , Li, H. , and Yang, J. 2021. Perceived stress and sleep quality among the non-diseased general public in China during the 2019 coronavirus disease: A moderated mediation model. *Sleep Medicine*, 77: 339 – 345.

2022 年中国睡眠指数报告

  摘　要： 本研究的睡眠指数包括主体指标和客体指标两部分，前者包括睡眠质量、睡眠信念和行为，后者包括睡眠环境，即与睡眠相关的社会环境、家庭环境和居住环境。本研究数据源自中国社会科学院社会学研究所于 2022 年 12 月进行的中国居民睡眠状况线上调查，调查样本量为 6343。研究发现：（1）2022 年中国居民的睡眠指数得分为 67.77 分（百分制），高于 2021 年，且三个一级指标得分均较 2021 年有所增加。其中，睡眠质量指标得分最高（74.22 分），其次是睡眠环境指标（70.96 分），睡眠信念和行为指标得分最低（56.55 分）。（2）受访者每晚平均睡眠时长为 7.37 ±2.21 小时，比 2021 年明显增加，但最短与最长的睡眠时长的差距变大。（3）受访者对失眠后果的重视程度不足，依赖药物促进睡眠的倾向有增加的趋势，同时对睡眠的不合理信念增多。

  关键词： 睡眠指数　睡眠质量　睡眠信念　睡眠剥夺　睡眠环境

一　睡眠指数的指标体系

（一）睡眠指数

本研究继续沿用《中国睡眠研究报告 2022》的睡眠指标体系，包括主体指标和客体指标两部分：主体指标包括睡眠质量、睡眠信念和行为；客体指标包括睡眠环境，即与睡眠相关的社会环境、家庭环境和居住环境。

（二）指标体系

睡眠指数的指标体系由三个一级指标构成，分别是睡眠质量、睡眠信念和行为、睡眠环境。睡眠质量指标由匹兹堡睡眠质量和睡眠剥夺两个二级指标构成，其中匹兹堡睡眠质量通过《匹兹堡睡眠质量指数（PSQI）量表》进行测量，包括 7 个维度，分别是主观睡眠质量、睡眠潜伏期、睡眠持续性、习惯性睡眠效率、睡眠紊乱、使用睡眠药物和白天功能紊乱。睡眠剥夺通过睡眠剥夺感和失眠进行测量。睡眠剥夺感由"过去一个月，您有几天晚于凌晨 2 点才上床睡觉""过去一个月，您认为自己睡眠时间够长吗""您在睡眠后是否已觉得充分休息过了""过去一个月，您大约有多长时间感觉自己睡眠不足"四道题组成；失眠由"过去一个月，您大约有几天失眠""您失眠后心情（心境）如何"两道题组成。

睡眠信念和行为指标包括两个二级指标，分别是睡眠信念和睡眠拖延。睡眠信念通过《睡眠信念与态度量表》进行测量，包括 4 个维度，分别是睡眠期望、睡眠担忧、对失眠的信念和对使用睡眠药物的信念。睡眠拖延包括一般睡眠拖延行为和手机拖延睡眠行为、上网拖延睡眠行为；前者通过《睡眠拖延行为量表》进行测量，后者通过四道题测量："因花时间在手机上而导致失眠"和"每天睡觉前我都看一会儿手机"测量的是手机拖延睡眠行为；"我曾不止一次因上网的关系而睡不到 4 个小时"和"我曾因熬夜上网而导致白天精神不济"测量的是上网拖延睡眠行为。

睡眠环境指标包括三个二级指标，分别是社会环境、家庭环境和居住环境。社会环境包括工作或学习压力和社会关系两个三级指标，其中工作或学习压力用"工作或学习压力太大导致我经常失眠""工作或学习让我有快要崩溃的感觉"进行测量，社会关系使用《世界卫生组织生存质量测定量表简表（WHOQOL-BREF）》的社会关系维度进行测量。家庭环境包括家庭关系和积极情绪两个三级指标①，其中家庭关系用《美好生活体验量表》中的"我和家人相亲相爱"一题测量，积极情绪用《世界卫生组织生存质量测定量表简表（WHOQOL-BREF）》中的"您有积极感受（如开心、高兴）吗"一题进行测量，该题未被纳入生存质量分领域和总分计算中。居住环境下无三级指标，用《世界卫生组织生存质量测定量表简表（WHOQOL-BREF）》中的环境领域进行测量。

---

① 《中国睡眠研究报告 2022》中的 2021 年睡眠指数的指标体系中，家庭环境这个二级指标是由家庭关系和生活满意度两个三级指标构成的；在 2022 年睡眠指数的指标体系中将生活满意度替换为积极情绪，它们都是幸福感的组成部分（Diener，1984）。

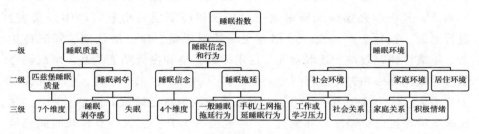

图 1　睡眠指数的指标体系

（三）数据来源

本研究所用数据源于中国社会科学院社会学研究所于 2022 年 12 月开展的中国居民睡眠状况线上调查。调查样本覆盖除港澳台和西藏以外的 30 省区市。剔除无效问卷后，获得有效样本 6343 个。样本为 19～72 岁的成年人，平均年龄为 28.07±8.82 岁。

（四）睡眠指数生成过程

三级指标基于所包含题目的均分合成，之后根据公式① $Y = (B - A) \times (x - a)/(b - a) + A$ 将所有三级指标转换为五级量纲，并且将所有反向题进行反转，以使每个指标的含义都为：分数越高，指标所代表的睡眠状况越好。此后，根据韩小孩等（2012）基于主成分分析的指标权重确定方法，计算三级、二级和一级指标的权重（见表 1）。公式为：指标权重 = 指标载荷/指标所属上级指标的总载荷。以匹兹堡睡眠质量下的三级指标主观睡眠质量为例，其 2022 年的权重 = 0.75/（0.75 + 0.59 + 0.41 + 0.28 + 0.65 + 0.45 + 0.70）= 0.75/3.83 = 0.19②。因此，载荷值较小的指标，其权重也较小。最后，为方便理解，我们将睡眠指数和三个一级指标转换为百分制。与 2021 年权重相比，2022 年权重变化较小，基本上都在 0.05 以内，最大的差异也不超过 0.1，说明睡眠指标的各级权重较为稳定。

---

① 公式来源："Transforming different Likert scales to a common scale"，https://www.ibm.com/support/pages/node/422073。

② 权重的计算采用的是因子载荷的原始数据，非四舍五入后的载荷数据，此示例和表 1 中为节省篇幅，仅给出了四舍五入后的载荷值。

表 1　各级指标载荷和权重结果

指标		所属上级指标	2022 年总载荷	2022 年因子载荷	2022 年权重	2021 年权重
三级	主观睡眠质量	匹兹堡睡眠质量	3.83	0.75	0.19	0.21
	睡眠潜伏期			0.59	0.15	0.16
	睡眠持续性			0.41	0.11	0.11
	习惯性睡眠效率			0.28	0.07	0.08
	睡眠紊乱			0.65	0.17	0.16
	使用睡眠药物			0.45	0.12	0.10
	白天功能紊乱			0.70	0.18	0.18
	睡眠剥夺感	睡眠剥夺	1.41	0.76	0.54	0.56
	失眠			0.65	0.46	0.44
	睡眠期望	睡眠信念	2.98	0.52	0.18	0.18
	睡眠担忧			0.91	0.30	0.33
	对失眠的信念			0.86	0.29	0.29
	对使用睡眠药物的信念			0.69	0.23	0.21
	一般睡眠拖延行为	睡眠拖延	1.58	0.82	0.52	0.54
	手机/上网拖延睡眠行为			0.76	0.48	0.46
	工作或学习压力	社会环境	0.84	0.36	0.43	0.38
	社会关系			0.48	0.57	0.62
	家庭关系	家庭环境	1.36	0.69	0.50	0.41
	积极情绪			0.68	0.50	0.59
二级	匹兹堡睡眠质量	睡眠质量	1.68	0.85	0.50	0.49
	睡眠剥夺			0.84	0.50	0.51
	睡眠信念	睡眠信念和行为	0.66	0.16	0.24	0.28
	睡眠拖延			0.50	0.76	0.72
	社会环境	睡眠环境	2.29	0.80	0.35	0.32
	家庭环境			0.65	0.28	0.33
	居住环境			0.84	0.37	0.35
一级	睡眠质量	睡眠指数	2.05	0.77	0.38	0.37
	睡眠信念和行为			0.63	0.31	0.35
	睡眠环境			0.65	0.32	0.28

二 睡眠指数结果

（一）睡眠指数总体情况

2022 年中国居民的睡眠指数得分为 67.77 分（百分制），较 2021 年增加了 2.99 分，且三个一级指标得分也较 2021 年均有所增加（见图 2）。其中，睡眠质量指标得分最高（74.22 分），其次是睡眠环境指标（70.96 分），睡眠信念和行为指标得分最低（56.55 分）。相比 2021 年，按指标得分增加幅度排序依次是睡眠质量指标得分（增加了 2.71 分）、睡眠环境指标得分（增加了 2.42 分）、睡眠信念和行为指标得分（增加了 1.82 分），说明我国居民仍然持有较多的不良睡眠信念和行为，且改变居民的睡眠信念和行为相对而言最为困难。

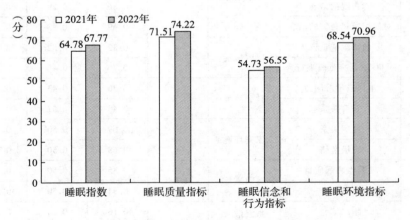

图 2　睡眠指数及其三个一级指标的对比分析

（二）睡眠指数 30 个省（自治区、直辖市）排序

除港澳台和西藏外，睡眠指数得分排名前五的省份分别是黑龙江、山东、山西、贵州和天津，排名最后的五个省份分别是新疆、甘肃、海南、云南和福建（见表 2）。相较于 2021 年排序 ［见《中国睡眠研究报告 2022》（王俊秀等，2022）］，山西稳定在前五名，甘肃也仍然在最后五名中，但是贵州从倒数第三名（27 个省份排名）上升到第四名，睡眠指数得分增加明

显。从一级指标来看，黑龙江的睡眠质量指标得分及睡眠信念和行为指标得分最高，而山东的睡眠环境指标得分最高。甘肃的睡眠质量指标得分最低，新疆的睡眠信念和行为指标得分最低，云南的睡眠环境指标得分最低。

表 2 睡眠指数 30 个省（自治区、直辖市）排序

单位：分

排序	省份	睡眠指数	省份	睡眠质量指标	省份	睡眠信念和行为指标	省份	睡眠环境指标
1	黑龙江	70.57	黑龙江	77.18	黑龙江	61.05	山东	73.43
2	山东	69.52	贵州	77.01	山西	57.95	宁夏	72.94
3	山西	69.30	山东	75.94	北京	57.67	陕西	72.55
4	贵州	69.13	江苏	75.93	山东	57.59	山西	72.46
5	天津	68.54	山西	75.87	海南	57.58	黑龙江	71.93
6	湖南	68.42	天津	75.79	陕西	57.28	吉林	71.76
7	青海	68.41	青海	75.36	贵州	57.25	青海	71.68
8	江苏	68.37	江西	75.36	宁夏	57.25	湖南	71.60
9	江西	68.23	上海	75.31	湖南	57.18	河南	71.49
10	上海	68.21	湖南	74.89	江西	57.12	河北	71.40
11	陕西	68.20	河南	74.80	安徽	57.11	天津	71.35
12	宁夏	68.18	河北	74.79	天津	56.74	上海	71.33
13	吉林	68.14	云南	74.74	广西	56.72	贵州	71.27
14	河南	68.12	四川	74.71	吉林	56.64	四川	71.18
15	四川	68.03	吉林	74.44	江苏	56.57	浙江	71.06
16	河北	68.00	辽宁	74.19	四川	56.56	江苏	70.75
17	浙江	67.60	浙江	74.19	广东	56.47	广东	70.69
18	广西	67.58	内蒙古	74.03	青海	56.47	广西	70.67
19	内蒙古	67.41	湖北	73.90	河南	56.42	内蒙古	70.54
20	辽宁	67.40	广西	73.82	上海	56.26	江西	70.51
21	广东	67.25	陕西	73.43	河北	56.13	辽宁	70.43
22	湖北	67.08	重庆	73.28	内蒙古	56.04	湖北	70.16
23	安徽	67.01	广东	73.10	辽宁	55.91	重庆	70.07
24	北京	66.92	宁夏	73.05	浙江	55.88	北京	69.79
25	重庆	66.41	安徽	73.02	湖北	55.47	福建	69.59

排序	省份	睡眠指数	省份	睡眠质量指标	省份	睡眠信念和行为指标	省份	睡眠环境指标
26	福建	65.94	北京	72.21	福建	54.49	安徽	69.43
27	云南	65.89	福建	72.18	重庆	54.20	甘肃	68.53
28	海南	65.27	海南	69.93	云南	53.91	海南	68.41
29	甘肃	64.05	新疆	69.89	甘肃	53.83	新疆	67.26
30	新疆	63.14	甘肃	68.58	新疆	50.58	云南	66.98

从得分差异来看，2021 年睡眠指数及其三个一级指标得分最高的省份和最低的省份相差均不超过 6 分，排名第一和第五的省份得分相差均不超过 1 分，各省份居民的睡眠状况表现出一定的趋同性；然而 2022 年，睡眠指数及其三个一级指标得分最高的省份和最低的省份相差均超过 6 分，睡眠信念和行为指标得分差更是超过了 10 分；排名第一和第五的省份得分相差也已超过 1 分，其中在睡眠信念和行为指标上排名第一和第五的省份得分差更是超过了 3 分。这说明相比 2021 年，2022 年各省份居民的睡眠状况差异有所增大。

（三）睡眠指数地区排序

在七大地区的排序中，东北地区的睡眠指数及其三个一级指标得分均最高；西北地区的睡眠指数得分最低，且在一级指标中，西北地区的睡眠质量指标得分与睡眠信念和行为指标得分也是最低的，西南地区的睡眠环境指标得分最低（见表 3）。相比 2021 年［见《中国睡眠研究报告 2022》（王俊秀等，2022）］，2022 年东北地区的睡眠指数排序有所上升，华北地区的睡眠指数排序有所下降；西北地区的睡眠指数排序仍然最低（尽管其睡眠环境指标排序有所上升），说明西北地区居民的睡眠状况应引起重视。

表 3　睡眠指数地区排序情况

单位：分

排序	地区	睡眠指数	地区	睡眠质量指标	地区	睡眠信念和行为指标	地区	睡眠环境指标
1	东北地区	68.59	东北地区	75.18	东北地区	57.71	东北地区	71.29
2	华北地区	68.00	西南地区	74.66	华北地区	56.95	华中地区	71.25

续表

排序	地区	睡眠指数	地区	睡眠质量指标	地区	睡眠信念和行为指标	地区	睡眠环境指标
3	华中地区	67.99	华东地区	74.65	华南地区	56.56	华北地区	71.16
4	华东地区	67.96	华中地区	74.64	华东地区	56.55	华东地区	71.02
5	西南地区	67.49	华北地区	74.39	华中地区	56.44	西北地区	70.86
6	华南地区	67.24	华南地区	73.12	西南地区	55.71	华南地区	70.60
7	西北地区	66.47	西北地区	71.63	西北地区	55.60	西南地区	70.35

（四）睡眠指数城市分级排序

根据《第一财经》的城市分级标准，对睡眠指数及其一级指标进行城市分级排序（见表4）。二线城市的睡眠指数及其三个一级指标得分均为最高，而五线城市的睡眠指数及其三个一级指标得分均为最低。相比2021年［见《中国睡眠研究报告2022》（王俊秀等，2022）］，新一线城市的睡眠质量指标得分增加明显；而五线城市的睡眠质量指标与睡眠信念和行为指标的排序下降较明显。因此，在2022年，睡眠指数得分与经济发展水平呈现一定的相关关系。以下我们将对各省份睡眠指数得分及其与经济发展水平的关系进行检验。

表 4　睡眠指数城市分级排序情况

排序	城市分级	睡眠指数	城市分级	睡眠质量指标	城市分级	睡眠信念和行为指标	城市分级	睡眠环境指标
1	二线城市	68.30	二线城市	74.79	二线城市	56.84	二线城市	71.66
2	新一线城市	67.97	新一线城市	74.68	四线城市	56.81	三线城市	71.17
3	三线城市	67.91	三线城市	74.45	北上广深	56.78	新一线城市	71.14
4	四线城市	67.70	四线城市	74.26	三线城市	56.52	北上广深	70.70
5	北上广深	67.35	北上广深	73.18	新一线城市	56.42	四线城市	70.42
6	五线城市	66.84	五线城市	73.13	五线城市	55.52	五线城市	70.31

（五）睡眠指数得分与经济发展水平的关系

将各省份睡眠指数得分与各省份2021年末人均GDP进行关联（见图3）

后可以看到，当经济发展水平较低时，睡眠指数得分呈现两极分化的特点，即有的省份睡眠指数得分较高，有的省份睡眠指数得分较低。这可能是因为当经济发展水平较低时，睡眠环境较差可能影响睡眠状况，但是社会压力较小也可能改善睡眠状况，因此两极分化现象较为明显。

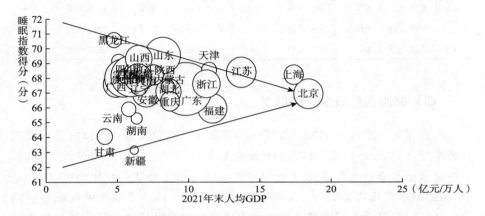

图 3　各省份睡眠指数得分与其 2021 年末人均 GDP 的关系

注：图中圆圈大小表示样本量大小，圆圈越大的省份样本量越大。

但是随着经济发展水平的提高，一些省份的睡眠指数得分变得越来越趋同，如江苏、上海和北京的睡眠指数得分基本上处于中等水平，说明此时经济发展带来的睡眠环境的改善可能有助于原来睡眠指数得分较低省份受访者的睡眠状况的改善，但是与经济发展相伴随的社会压力的增加也使原来睡眠指数得分较高省份受访者的睡眠状况变差了，表现为趋同且最后处于中等水平的态势。

三　睡眠指数指标分析

（一）睡眠质量

1. 睡眠时长

由表 5 可见，多数受访者在晚上 10 点至凌晨 1 点上床睡觉，在早上 7 点至上午 10 点间起床，多数（58.5%）受访者能在半小时左右入睡；每晚平均睡眠时长为 7.37±2.21 小时，比 2021 年的 7.06±1.32 小时有明显增加，但标准差范围扩大，表明在睡眠时长上的差距拉大。25.9%的受访者的每晚平均睡眠时长不足 7 个小时，低于 2021 年的 28.2%；每晚平均睡眠时长在 8 个小时及以上的比例为 47.5%，远高于 2021 年的 35.3%。可见，2022 年受访者的每晚平均睡眠时长呈增加趋势，睡眠不足的情况减少，多数受访者的每晚平均睡眠时长在 7 个小时及以上，但最短与最长的睡眠时长的差距变大，睡眠时长偏短（<7 个小时）的受访者仍占较大比例。

表 5 睡眠时长的对比分析

单位：%

变量		2021 年	2022 年
上床睡觉时间	12~20 点	0.2	1.0
	20~21 点	1.4	1.6
	21~22 点	7.2	5.0
	22~23 点	25.7	18.8
	23~24 点	38.4	22.0
	0~1 点	17.9	21.9
	1~2 点	6.0	15.1
	2~12 点	3.2	14.6
睡眠时长	不足 6 个小时	7.9	10.9
	6~7 个小时	20.3	15.0
	7~8 个小时	36.5	26.7
	8~9 个小时	27.3	28.7
	9 个小时及以上	8.0	18.8
起床时间	0~6 点	2.9	1.9
	6~7 点	25.7	9.9
	7~8 点	38.5	26.7
	8~9 点	19.3	27.7
	9~10 点	6.0	15.1
	10~11 点	3.0	8.8
	11~24 点	4.7	9.9
入睡时间	几乎上床就能睡着	19.4	20.6
	半小时左右	58.2	58.5
	1 小时左右	16.8	14.9

续表

变量		2021 年	2022 年
入睡时间	2 小时左右	3.7	3.7
	2 小时以上	1.9	2.4
过去一个月的失眠天数	没有	31.5	35.6
	1 ~ 7 天	57.4	50.1
	8 ~ 14 天	6.0	8.3
	15 ~ 21 天	2.1	2.6
	超过 21 天	3.0	3.3
工作或学习时长	6 个小时及以下	20.9	32.4
	6 ~ 8 个小时	36.8	36.7
	8 ~ 10 个小时	28.8	21.6
	10 ~ 12 个小时	10.0	6.0
	12 个小时以上	3.5	3.3

受访者每天平均工作或学习时长为 7.42 ± 3.20 小时，比 2021 年的 8.16 ± 2.66 小时有明显减少。30.9% 的受访者每天平均工作或学习时长在 8 个小时以上，已经低于 2021 年的 42.3%，这表明居民每天的平均工作或学习时长有所缩短，但还有 3.3% 的受访者工作或学习时间在 12 个小时以上。

2. 匹兹堡睡眠质量评价

《匹兹堡睡眠质量指数（PSQI）量表》的每个维度得分为 0 ~ 3 分，得分越高，表明该维度表现越差；PSQI 总分为 0 ~ 21 分，将 PSQI 总分按照 "0 ~ 5 分 = 4，6 ~ 10 分 = 3，11 ~ 15 分 = 2，16 ~ 21 分 = 1" 的逻辑转换成匹兹堡睡眠质量评价，匹兹堡睡眠质量评价分值在 1 ~ 4 分之间，得分越高，表明睡眠质量越好。由图 4 可知，2022 年受访者的匹兹堡睡眠质量评价平均分为 3.47 分，高于 2021 年的 3.29 分，表明 2022 年居民的总体睡眠质量较 2021 年有所上升。[①] 2022 年受访者的主观睡眠质量平均分为 1.07 分，较 2021 年有所下降，

---

① 匹兹堡睡眠质量评价（1 ~ 4 分，已经对原始匹兹堡睡眠质量量表得分进行了转换）得分越高，表示睡眠质量越好；其余各维度得分未进行转换，其中主观睡眠质量得分越高，表示主观睡眠质量越差；睡眠潜伏期得分越高，表示睡眠潜伏期越长；睡眠持续性得分越高，表示睡眠持续时间越短；习惯性睡眠效率得分越高，表示睡眠效率越低；睡眠紊乱得分越高，表示睡眠紊乱程度越高；使用睡眠药物得分越高，表示药物依赖越重；白天功能紊乱得分越高，表示白天的生活、行为受睡眠的影响越大。

表明居民的主观睡眠质量提高；2022 年受访者的睡眠潜伏期平均分为 1.32
分，低 2021 年有所下降，表明居民的睡眠潜伏期缩短，更易快速入睡；2022
年受访者的睡眠持续性平均分为 0.36 分，低于 2021 年的 0.76 分，表明居民
的睡眠持续时间变长，即睡眠时间有所延长；2022 年受访者的习惯性睡眠效
率平均分为 0.33 分，低于 2021 年的 0.61 分，表明居民的睡眠效率有所提
高；2022 年受访者的睡眠紊乱平均分为 1.30 分，低于 2021 年 1.34 分，表
明居民的睡眠紊乱程度降低；2022 年受访者使用睡眠药物的平均分为 0.36
分，高于 2021 年的 0.27 分，表明居民使用睡眠药物来助眠的倾向增加；
2022 年受访者白天功能紊乱的平均分为 0.86 分，低于 2021 年的 0.96 分，
表明居民白天的生活、行为受睡眠的影响减少。

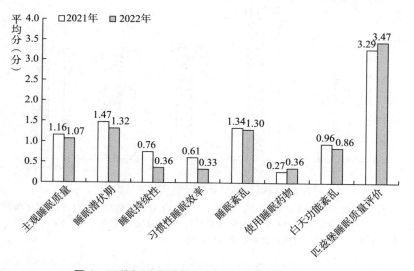

图 4　匹兹堡睡眠质量评价及其各维度的对比分析

3. 睡眠剥夺感

睡眠剥夺感由"过去一个月，您有几天晚于凌晨 2 点才上床睡觉""过
去一个月，您认为自己睡眠时间够长吗""您在睡眠后是否已觉得充分休息
过了""过去一个月，您大约有多长时间感觉自己睡眠不足"4 道题组成，
每道题的得分为 1~5 分，得分越高，在该题上的表现越差。睡眠剥夺感总
分是 4 道题的平均分，分值在 1~5 分之间；分值越高，睡眠剥夺感越多。
由图 5 可见，睡眠剥夺感总分为 2.56 分（见图 5），略低于 2021 年的 2.60

分，表明居民的睡眠剥夺感减少。其中，65.0%的受访者有晚于凌晨 2 点才上床睡觉的经历，高于 2021 年的 60.2%，表明极端晚睡的人数在增加；45.9%的受访者认为自己的睡眠时间不够长，低于 2021 年的 57.5%，表明认为自己的睡眠时间够长的人数增加了；18.7%的受访者在睡眠后"不觉得休息过了"或"觉得一点儿也没休息"，高于 2021 年的 16.3%，表明虽然人们认为自己的睡眠时长足够了，但并不觉得因此而得到充分的休息和放松，这可能反映了人们更加追求优质的睡眠质量，而不是更长的睡眠时间。24.4%的受访者觉得自己没有睡眠不足，高于 2021 年的 13.0%，这与前面的结论相照应，即更多的人认为自己的睡眠时间是充足的。详见表 6。

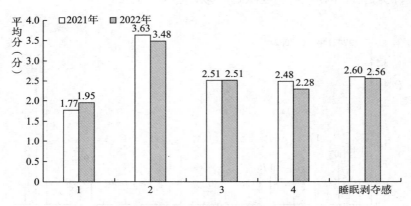

图 5　睡眠剥夺感及其各题项的对比分析

注：图中数字代表的含义为：1：过去一个月，您有几天晚于凌晨 2 点才上床睡觉？2：过去一个月，您认为自己睡眠时间够长吗？3：您在睡眠后是否已觉得充分休息过了？4：过去一个月，您大约有多长时间感觉自己睡眠不足？

表 6　睡眠剥夺感各题项选择比例的对比分析

单位：%

变量		2021 年	2022 年
1. 过去一个月，您有几天晚于凌晨 2 点才上床睡觉？	没有	39.8	35.0
	1～7 天	50.1	46.2
	8～14 天	6.0	11.2
	15～21 天	1.7	3.5
	超过 21 天	2.4	4.1

续表

变量		2021 年	2022 年
2. 过去一个月，您认为自己睡眠时间够长吗？	太多了	0.6	0.7
	有点多	3.4	5.3
	刚合适	38.5	48.1
	不太够	47.1	36.8
	完全不够	10.4	9.1
3. 您在睡眠后是否已觉得充分休息过了？	觉得充分休息过了	14.8	17.5
	觉得休息过了	38.1	35.0
	觉得休息了一点儿	30.8	28.9
	不觉得休息过了	14.1	16.2
	觉得一点儿也没休息	2.2	2.5
4. 过去一个月，您大约有多长时间感觉自己睡眠不足？	没有睡眠不足	13.0	24.4
	每周 1~2 天	51.5	43.8
	每周 3~4 天	20.2	18.5
	每周 5~6 天	4.8	5.6
	每天都觉得睡眠不足	10.5	7.6

4. 失眠

失眠由"过去一个月，您大约有几天失眠"和"您失眠后心情（心境）如何"两道题组成。前者为单选题，后者为多选题，得分均为 1~5 分，失眠总分是两者的平均分，为 1~5 分。从调查结果来看，失眠总分为 1.72 分，低于 2021 年的 1.74 分（见图 6），表明居民的失眠情况有所缓解。其中，"过去一个月，您大约有几天失眠"的平均分为 1.88 分，与 2021 年持平；过去一个月，有 1~7 天失眠的受访者比例为 50.1%，低于 2021 年的 57.4%，但有 8~21 天或超过 21 天都失眠的受访者比例为 14.2%，高于 2021 年的 11.1%。此外，"您失眠后心情（心境）如何"的平均分为 1.56 分，低于 2021 年的 1.60 分；47.2%的受访者认为失眠后会心烦、急躁，43.8%的受访者认为失眠后会乏力、没精神、做事效率低，但有这两种表现的比例较 2021 年都有所下降；失眠后无不适（29.7%）、觉得失眠后心慌、气短（20.7%），或对失眠持无所谓态度（14.5%）的受访者比例较 2021 年均有所上升，失眠后无不适和对失眠持无所谓态度的受访者比例上升明显，表明居民越来越不认为"失眠是一个问题"，进而对自己睡眠的监测意识减弱，或反映出居民对失眠问题的重视程度有所下降，担忧有所减少。详见表7。

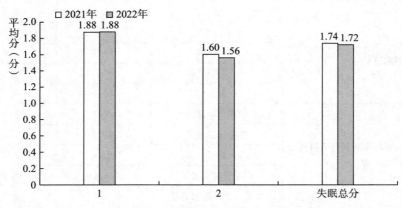

图 6　失眠平均分情况

注：图中数字代表的含义为：1：过去一个月，您大约有几天失眠？2：您失眠后心情（心境）如何？

表 7　失眠各题项选择比例的对比分析

单位：%

变量		2021 年	2022 年
1. 过去一个月，您大约有几天失眠？	没有	31.5	35.6
	1~7 天	57.4	50.1
	8~14 天	6.0	8.3
	15~21 天	2.1	2.6
	超过 21 天	3.0	3.3
2. 您失眠后心情（心境）如何？	无不适	18.3	29.7
	无所谓	9.7	14.5
	心烦、急躁	60.4	47.2
	心慌、气短	18.5	20.7
	乏力、没精神、做事效率低	53.3	43.8

（二）睡眠信念和行为

1. 睡眠信念

对于睡眠信念，我们采用《睡眠信念与态度量表》进行测量。睡眠信念包括四个维度，分别是睡眠期望、睡眠担忧、对失眠的信念和对使用睡眠药物的信念。睡眠期望包括"我需要睡足 8 小时，白天才能够精力充沛和状态良好""当我一个晚上没有充足的睡眠时，第二天我需要午睡或打盹，或晚上睡更长的时间"2 道题；睡眠担忧包括"我担心慢性失眠会对我的身体健康产生严重影响""我担心我会失去控制睡眠的能力"等 6 道题；对失眠的信念包括"我认为一晚上糟糕的睡眠经历会影响我第二天白天的活动""如果我白天感到易怒、抑郁或是焦虑，那很可能是我前一天晚上没有睡好觉"等 5 道题；对使用睡眠药物的信念包括"为了白天保持清醒并状态良好，我相信我应该服用安眠药而不是拥有一夜糟糕的睡眠""我认为失眠本质上是体内化学物质失去平衡导致的"等 3 道题。每道题的得分均为 1～5 分，每个维度的得分取该维度下题项得分的平均分，得分也为 1～5 分，得分越高，不合理信念越少；睡眠信念总分取所有题目得分的总和，分值在 0～80 分之间，得分越高，不合理信念越少。

调查结果显示，2022 年受访者的睡眠信念总分为 38.17 分，低于 2021 年的 40.72 分，表明居民对睡眠的不合理信念增多。其中，2022 年睡眠期望平均分为 1.88 分，低于 2021 年的 2.00 分，表明居民对睡眠的期望上升；2022 年，睡眠担忧平均分为 2.39 分，低于 2021 年的 2.53 分，表明居民对睡眠更加担忧；2022 年，对失眠的信念平均分为 2.29 分，低于 2021 年的2.37 分，表明居民更加赞同失眠会带来负面影响，其中"一晚上睡眠不好，第二天我会避免或是放弃应承担的社会或家庭的职责"的平均分由 2021 年的 3.10 分降至 2022 年的 2.82 分，表明在失眠之后，居民对于不再去承担应承担的社会或家庭的职责的表现更加认可；2022 年，对使用睡眠药物的信念平均分为 2.88 分，低于 2021 年的 3.22 分，表明居民更加赞同可以利用药物来缓解失眠，同时"为了白天保持清醒并状态良好，我相信我应该服用安眠药而不是拥有一夜糟糕的睡眠"的平均分由 2021 年的 3.35 分降至 2022 年的2.91 分，表明居民更倾向于在失眠的情况下考虑服用安眠药。详见表 8、图 7。

2. 睡眠拖延

对于睡眠拖延，我们采用《睡眠拖延行为量表》和 4 道测量手机/上网导致睡眠拖延的题进行测量，测量手机/上网拖延睡眠行为的题分别是"因花时间在手机上而导致失眠""每天睡觉前我都看一会儿手机""我曾不止一次因上网的关系而睡不到 4 个小时""我曾因熬夜上网而导致白天精神不济"，每道题的得分均为 1～5 分，一般睡眠拖延行为总分是《睡眠拖延行为

表 8 睡眠信念各维度题项的对比分析

单位：分

变量		2021 年（平均分）	2022 年（平均分）
睡眠期望	我需要睡足 8 小时，白天才能够精力充沛和状态良好	1.98	1.79
	当我一个晚上没有充足的睡眠时，第二天我需要午睡或打盹，或晚上睡更长的时间	2.01	1.97
睡眠担忧	我担心慢性失眠会对我的身体健康产生严重影响	1.91	1.98
	我担心我会失去控制睡眠的能力	2.50	2.32
	我认为有一个晚上睡眠不好，将打乱我整个星期的睡眠时间	2.82	2.54
	我一直不能预测我晚上能不能睡得好	2.70	2.52
	我对睡眠紊乱所导致的负面影响无能为力	2.83	2.59
	我感到失眠正在破坏我享受生活乐趣的能力，并使我不能做我想做的事	2.44	2.37
对失眠的信念	我认为一晚上糟糕的睡眠经历会影响我第二天白天的活动	1.86	1.92
	如果我白天感到易怒、抑郁或是焦虑，那很可能是我前一天晚上没有睡好觉	2.42	2.32
	如果没有足够的晚间睡眠时间，第二天我很难正常发挥	2.25	2.17
	当我整天感到疲劳、无精打采或是状态很差时，通常是因为前一天晚上我睡眠不好	2.24	2.23
	一晚上睡眠不好，第二天我会避免或是放弃应承担的社会或家庭的职责	3.10	2.82
对使用睡眠药物的信念	为了白天保持清醒并状态良好，我相信我应该服用安眠药而不是拥有一夜糟糕的睡眠	3.35	2.91
	我认为失眠本质上是体内化学物质失去平衡导致的	2.60	2.43
	安眠药物很可能是解决睡眠问题的唯一办法	3.72	3.29

量表》下所有题的平均分，也为 1~5 分，得分越高，越拖延。

调查结果显示，2022 年一般睡眠拖延行为总分为 2.96 分，低于 2021 年的 3.10 分；2022 年手机拖延睡眠行为和上网拖延睡眠行为的每个题项得分均低于 2021 年的得分，这表明居民的一般睡眠拖延行为、手机/上网拖延睡眠行为均减少了。详见表 9。

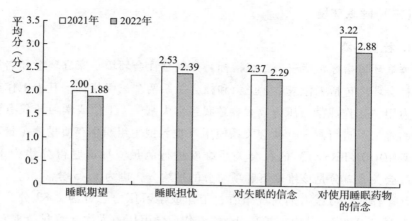

图 7 睡眠信念各维度的对比分析

表 9 睡眠拖延各维度题项的对比分析

单位：分

	变量	2021 年（平均分）	2022 年（平均分）
一般睡眠拖延行为	我睡得比自己预想得晚	3.40	2.89
	即使第二天不需要早起，前一晚我也会早睡	3.09	3.18
	如果到了该关灯睡觉的时间，我会立刻关灯睡觉	2.89	2.96
	我经常在应该睡觉的时候还在做其他事情	3.35	3.04
	即使非常想睡觉，我也会很容易被其他事情分心	3.19	2.95
	我不按时上床睡觉	3.12	2.93
	我有一个规律的就寝时间	2.72	2.80
	我想按时上床睡觉，但就是做不到	3.24	2.98
	如果到了应该睡觉的时间，我会很容易停止正在进行的活动	2.91	2.94
一般睡眠拖延行为总分		3.10	2.96
手机拖延睡眠行为	因花时间在手机上而导致失眠	3.32	3.12
	每天睡觉前我都看一会儿手机	4.14	3.78
上网拖延睡眠行为	我曾不止一次因上网的关系而睡不到 4 个小时	2.68	2.65
	我曾因熬夜上网而导致白天精神不济	3.00	2.88

（三） 睡眠环境

1. 社会环境

睡眠环境指标包括三个二级指标，分别是社会环境、家庭环境和居住环境。社会环境包括工作或学业压力和社会关系两个三级指标，其中工作或学业压力用"工作或学习压力太大导致我经常失眠""工作或学习让我有快要崩溃的感觉"进行测量，社会关系使用《世界卫生组织生存质量测定量表简表（WHOQOL-BREF）》的社会关系维度进行测量。每道题得分均为 1 ~ 5 分，社会关系总分是该维度下题项得分的平均分，也为 1 ~ 5 分。

从工作或学习压力的情况来看，工作或学习压力总分为 2.89 分，低于 2021 年的 2.97 分。其中，2022 年，"工作或学习压力太大导致我经常失眠"的平均分为 2.93 分，低于 2021 年的 3.08 分（见图 8）。同意（包括同意和非常同意）的比例为 30.7%，低于 2021 年的 32.1%；不同意（包括不同意和非常不同意）的比例为 32.5%，高于 2021 年的 24.8%（见表 10）；2022 年，"工作或学习让我有快要崩溃的感觉"的平均分为 2.85 分，与 2021 年的 2.86 分基本持平，同意（包括同意和非常同意）的比例为 29.2%，高于 2021 年的 26.4%；不同意（包括不同意和非常不同意）的比例为 37.1%，

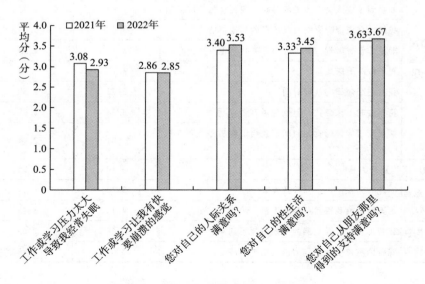

图 8 社会环境各维度题项的对比分析

高于 2021 年的 36.0%。可见，工作或学习压力仍是导致居民失眠或产生负面情绪的重要因素，但这一压力因素对睡眠的影响在减弱，对情绪的影响在增强。

表 10 社会环境各题项选择比例的对比分析

单位：%

变量		2021 年	2022 年
工作或学习压力太大 导致我经常失眠	非常不同意	5.9	10.3
	不同意	18.9	22.2
	中立	43.0	36.9
	同意	25.5	25.5
	非常同意	6.6	5.2
工作或学习让我有快要 崩溃的感觉	非常不同意	10.8	12.9
	不同意	25.2	24.2
	中立	37.7	33.7
	同意	20.6	23.2
	非常同意	5.8	6.0
您对自己的人际 关系满意吗？	很不满意	3.3	3.6
	不满意	13.6	12.9
	既非满意也非不满意	34.5	26.7
	满意	37.0	40.6
	很满意	11.6	16.1
您对自己的性生活满意吗？	很不满意	6.1	6.2
	不满意	12.0	12.3
	既非满意也非不满意	36.9	29.0
	满意	32.4	35.5
	很满意	12.6	17.0
您对自己从朋友那里得到的 支持满意吗？	很不满意	1.6	2.7
	不满意	6.9	8.0
	既非满意也非不满意	32.7	25.6
	满意	44.8	46.5
	很满意	13.9	17.2

从社会关系的情况来看，社会关系总分为 3.55 分，高于 2021 年的 3.45 分。其中，"您对自己的人际关系满意吗"的平均分为 3.53 分，高于 2021 年的 3.40 分，56.7% 的受访者对自己的人际关系满意（包括满意和很满意），高于 2021 年的 48.6%；"您对自己的性生活满意吗"的平均分为 3.45 分，高于 2021 年的 3.33 分，52.5% 的受访者对自己的性生活满意，高于 2021 年的 45.0%；"您对自己从朋友那里得到的支持满意吗"的平均分为 3.67 分，高于 2021 年的 3.63 分，63.7% 的受访者对自己从朋友那里得到的支持感到满意（包括满意和很满意），高于 2021 年的 58.7%。可见，居民的社会关系更好了。

2. 家庭环境

对于家庭关系，我们用《美好生活体验量表》中的"我和家人相亲相爱"一题测量，得分为 1~5 分，得分越高，关系越好。调查结果显示，家庭关系的平均分为 3.99 分，略低于 2021 年的 4.03 分。其中，非常同意的受访者占比为 35.2%，高于 2021 年的 33.1%；同意的受访者占比为 36.8%，较 2021 年（41.4%）有所下降；不同意（包括不同意和非常不同意）的受访者占比为 6.5%，高于 2021 年的 3.6%（见图 9），这表明居民的家庭关系略微变差，但变差的幅度很小。

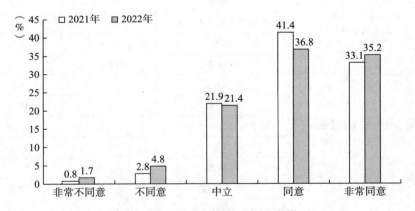

图 9　对我和家人相亲相爱的同意情况

3. 居住环境

对于居住环境，我们用"您是否同意以下因素将影响您的睡眠？（单选题）"和"具体以下哪些因素会影响您的睡眠质量？（多选题）"来测量。其中，"环境噪声特别大"的平均分最高，为 3.23 分；其次是"室内温度、湿度不合适"（平均分为 3.14 分）；"寝具不舒适"的平均分最低，为 3.08分。具体来看，46.1%的受访者同意（包括同意和非常同意）"环境噪声特别大"会影响睡眠，40.2%的受访者同意"寝具不舒适"会影响睡眠，但同时 31.3%的受访者不同意（包括不同意和非常不同意）这种看法。由此可见，环境噪声是影响居民睡眠质量的最主要因素，但居民在"寝具不舒适影响睡眠"上的分歧较大（同意的比例为 40.2%，不同意的比例为 31.3%）。详见图 10。

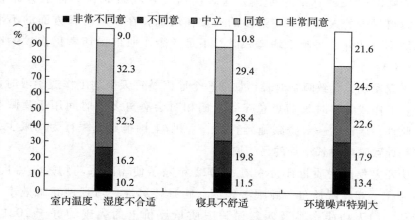

图 10　对"室内温度、湿度不合适"等因素影响睡眠的同意情况

此外，76.2%的受访者认为寝室睡眠环境因素，如是否安静、遮光等影响睡眠质量；71.0%的受访者认为心理因素影响睡眠质量；59.0%的受访者认为寝具（床垫、枕头等）因素影响睡眠质量；43.1%的受访者认为生理因素，如病痛等会影响睡眠质量。其他一些因素，如看手机信息、玩手机、看小视频、看电影、有孩子、收入低等也被一些人认为会影响睡眠质量。

四　结论和启示

本研究沿用了《中国睡眠研究报告 2022》（王俊秀等，2022）的睡眠指数指标体系。研究发现，2022 年，中国居民的睡眠指数得分为 67.77 分（百分制），较 2021 年增加了 2.99 分，且三个一级指标得分也较 2021 年均有所增加。其中，睡眠信念和行为指标得分最低（56.55 分），且相比 2021 年，睡眠信念和行为指标得分的增加幅度也最小（增加了 1.82 分），说明我国居民仍然持有较多的不良睡眠信念和行为，且改变居民的睡眠信念和行为相对而言最为困难。

从每晚平均睡眠时长来看，受访者的每晚平均睡眠时长为 7.37 ± 2.21 小时，比 2021 年明显增加，这是自 2010 年以来睡眠质量呈下降趋势的首次反弹，已经达到世界睡眠协会和《健康中国行动（2019～2030 年）》提倡的"成人每日平均睡眠时间要达到 7～8 小时"。但相较于 2021 年，每晚平均睡眠时长的标准差变大，这表明居民在睡眠时长方面的差距在拉大，睡得过少的人数和睡得过多的人数在增加，在睡眠时长方面的不平等情况加剧。此外，每晚平均睡眠时长不足 7 个小时的受访者仍占较大比例（25.9%）。

研究发现，导致睡眠时长增加的一个原因是每天平均工作或学习时长的缩短。工作或学习时长缩短意味着人们相对会有更多的时间用于睡眠和休闲。此外，居民的一般睡眠拖延行为、手机/上网拖延睡眠行为均减少，这或许是导致睡眠时长增加的另一原因。

从匹兹堡睡眠质量评价来看，2022 年除了使用睡眠药物这一维度外，受访者在主观睡眠质量、睡眠潜伏期、睡眠持续性、习惯性睡眠效率、睡眠紊乱、白天功能紊乱及匹兹堡睡眠质量评价上的表现均好于 2021 年，居民的睡眠质量有了明显改善，睡眠效率提高了，睡眠持续时间变长了，但对使用睡眠药物来助眠的倾向增加了。这或许能反映一个趋势：对于睡眠质量不好的人来说，他们更加愿意采用便捷快速的方法（比如服用安眠药），而不是通过运动健身等方法来改善睡眠。

从睡眠剥夺的角度来看，2022 年居民的睡眠剥夺感较 2021 年有所减少，但晚于凌晨 2 点才上床睡觉的人数增加了，即极端晚睡的人数在增加；虽然前面提到受访者每晚平均睡眠时长增加了，但还是有 45.9% 的受访者认为自己的睡眠时间不够长，这一比例虽然低于 2021 年（57.5%），但仍近半数。这可能是因为有一部分人将自己在睡眠后没得到充分休息的主观感受归咎于睡眠时间不够长，也可能是因为个人对睡眠的信念不一致，对充足睡眠时间的认知存在差异。同时，在睡眠后"不觉得休息过"或"觉得一点儿也没休息"的受访者比例上升，这表明虽然人们认为自己的睡眠时长足够了，但并不觉得因此而得到了充分的休息和放松，这可能反映了人们更加追求优质的睡眠质量，而不是更长的睡眠时间。此外，居民的失眠情况有所缓解，但仍有一部分受访者的失眠天数增加了。2022 年失眠后有负面心情（心境）的受访者比例较 2021 年有所下降，失眠后无不适和对失眠持无所谓态度的受访者比例上升明显，这表明居民越来越不认为"失眠是一个问题"，进而对自己睡眠的监测意识减弱，或反映出居民对失眠问题的重视程度有所下降，担忧有所减少。

从睡眠信念和行为来看，居民对睡眠的不合理信念增多。居民对睡眠的期望上升，更加担忧自己能不能睡好，更加赞同失眠会带来负面影响，而且更加赞同可以利用药物来缓解失眠。

从睡眠的社会环境来看，工作或学习压力仍是导致居民失眠或产生负面情绪的重要因素，但相较于 2021 年，这一因素对睡眠的影响在减弱，而对情绪的影响在增强。对于睡眠的居住环境，环境噪声是影响居民睡眠质量的最主要因素，此外还有寝室睡眠环境、心理或生理因素等，但居民在"寝具不舒适影响睡眠"上的分歧较大。

分析还发现，当经济发展水平较低时，睡眠指数得分呈现两极分化的特点，但是随着经济发展水平提高，一些省份的睡眠指数得分变得越来越趋同，基本上处于中等水平。这说明经济发展水平对睡眠的影响是双重的：一方面，经济发展带来的睡眠环境改善可能有助于原来睡眠指数得分较低省份受访者的睡眠状况的改善；另一方面，与经济发展相伴随的社会压力的增加也使原来睡眠指数得分较高省份受访者的睡眠状况变差了。

我们的睡眠状况调查和睡眠指数客观反映了中国居民的睡眠状况和存在的问题，尽管相比 2021 年，2022 年中国居民的睡眠状况有所改善，但是仍要看到，中国居民整体睡眠状况不容乐观。早睡的人睡得更早了，而晚睡的人睡得更晚了。我们认为这可能与当今社会某些工作的性质有关，如外卖员、网络主播等的兴起模糊了工作和睡眠之间的界限，加剧了人与人之间在上床睡觉的时间、睡眠时长以及睡眠质量上的差异，从而导致睡眠和健康不平等，这必须引起我们足够的重视。此外，居民对睡眠的不合理信念增多，有时会过分夸大睡眠不好带来的负面影响，有时又会忽视失眠带来的不良后果，特别地，我们必须警惕药物依赖性睡眠现象的出现和增多。总之，经济发展为改善睡眠提供了良好的基础，但也产生了不利的影响。如何在保证经济发展的同时，持续改善居民的睡眠质量，促进经济发展与睡眠之间的良性互动，将是未来需要思考和重视的议题。

参考文献

韩小孩等，2012，《基于主成分分析的指标权重确定方法》，《四川兵工学报》第 10 期。

王俊秀、张衍、刘洋洋等，2022，《中国睡眠研究报告 2022》，社会科学文献出版社。

Diener，E. 1984. Subjective well-being: Three decades of progress. *Psychological Bulletin*，95
（3）：542－575.

分群体报告

不同世代群体的睡眠研究报告

摘　要：进入数字社会之后，数字技术对人们的睡眠产生了重要影响。本报告根据人们对互联网和数字技术的熟悉程度将不同年龄的群体划分为前世代、X 世代、Y 世代和 Z 世代，从睡眠时长和睡眠质量自评两个方面出发，分析了不同世代群体的睡眠状况及其基本人口学特征。研究发现，不同世代群体整体上睡眠质量尚可，每晚平均睡眠时长均在 7 小时以上。不同的性别、受教育程度、常住地区类型以及个人月收入等显著影响不同世代群体的睡眠时长或睡眠质量自评。

关键词：世代　睡眠质量　睡眠时长　人口学变量

一　引言

"晚上不想睡，白天不想起"成为当代人的真实写照。报告显示，青年群体因熬夜导致睡眠不足的现象较多，七成以上的年轻人平均每天的睡眠时长难以达到 7 个小时（陈文丽，2022），有 1/4 的大学生存在睡眠问题（You et al.，2020），就睡眠时长来说，长期每晚睡得太多或太少都会对身体健康产生消极影响，例如睡眠时长长于 10 小时或短于 6 小时，长期下来个体罹患冠心病、高血压的概率增加 9% 和 41%（Wang et al.，2019），即控制年龄、性别、心血管危险因素后，睡眠时长与心血管患病率和死亡率呈现倒 U 形曲线。而且长期睡眠不足会导致神经系统和内分泌系统失调，使人罹患生理疾病，容易焦虑抑郁、情绪低落等，而过度睡眠则会导致精神萎靡。早在 2007 年，世界卫生组织（WHO）就将熬夜定义为与高温油炸食品一样的 2A 类致癌因素（佚名，2019）。抑郁情绪、不健康的生活习惯与失眠有关

（Peltzer & Pengpid，2015），例如酒精或咖啡因的过度摄取、手机成瘾（Wang & Biro，2021）等，学业或职场上的压力、睡眠环境、人际关系、个人空间等内外部因素都会影响人们的睡眠质量。现代人白天要面对工作、学习、生活中的各种压力，晚上又难以抵制智能设备和娱乐活动带来的诱惑，睡眠时间不断被占用，睡眠质量受到影响。

随着数字社会的快速发展，充满活力的 Z 世代闪亮登场。Z 世代特指在1995～2009 年出生的青年群体（王水雄，2021）。据调查，我国的 Z 世代人口总数约为 2.6 亿（任程远，2022）。他们一出生就面对网络与信息社会，可以说是在现实 - 网络双重空间中成长起来的，世界性、包容性和多样性的网络空间对他们的生活和成长都产生了重要影响。整体上，研究者认为 Z 世代青年呈现网络化的生活方式、矛盾化的社会心态以及扁平化的群体结构（何绍辉，2022）。例如，凌晨一两点的时候，明明知道自己必须去睡觉，但还是放不下手里的手机，一边暗自唾弃自己熬夜影响睡眠，一边专注地玩手机。而网络生活使 Z 世代形成去权威化的群体结构，个体则产生现实孤立性。由于互联网打破了物理空间和距离的限制，Z 世代可以在虚拟空间更加容易地创建、加入自己偏爱的小团体。总之，Z 世代既具有传统青年的活力，也具有独特性，关注其睡眠状态有助于提升社会整体健康睡眠水平。根据已有研究，从 Z 世代入手，将全年龄段划分为 Z 世代（1995～2009 年），Y 世代（1985～1994 年）（龙耘、王蕾，2015），X 世代（1974～1984 年）（王海忠，2005），前世代（1973 年及之前）。

衡量睡眠状态主要从睡眠质量入手（叶娜等，2023），可以通过睡眠时长和睡眠质量自评来测量。本研究从不同世代群体的睡眠状况入手，利用定量研究方法，分析不同世代群体的睡眠状况及其基本人口学特征，进而有针对性地提出相关建议。

本研究测量变量为：睡眠时长（用"过去一个月，您每晚实际睡眠的时间有多少"一题来测量）；睡眠质量自评［采用自我报告的方式，受访者自己报告过去一个月自己的总体睡眠质量，采用四级评分（1 = 非常好；2 = 尚好；3 = 不好；4 = 非常差）］。报告采用 SPSS 22.0 统计分析软件对数据进行分析，研究数据和样本描述参见本书总报告《共同富裕视角下的睡眠平等》。

二 研究结果

（一）不同世代群体的睡眠总体情况

1. 睡眠时长

描述性统计分析结果显示（见表 1、图 1），前世代群体的每晚平均睡眠时长为 7.20 小时，比总样本短；X 世代群体的每晚平均睡眠时长为 7.43 小时，比总样本略长；Y 世代群体的每晚平均睡眠时长为 7.49 小时，比总样本长；Z 世代群体的每晚平均睡眠时长为 7.68 小时，比总样本长，其中近五成（49.48%）Z 世代受访者的每晚平均睡眠时长为 8 小时，近三成（26.23%）Z 世代受访者的每晚平均睡眠时长为 7 小时，9.56% 的 Z 世代受访者的每晚平

表 1 不同世代群体的每晚平均睡眠时长和睡眠质量自评情况

变量	总样本 （N = 6168）		前世代 （N = 2087）		X 世代 （N = 1832）		Y 世代 （N = 1475）		Z 世代 （N = 774）	
	均值	标准差	均值	标准差	均值	标准差	均值	标准差	均值	标准差
睡眠 时长	7.40	1.00	7.20	1.11	7.43	0.89	7.49	0.89	7.68	1.01
睡眠质 量自评	1.89	0.59	2.00	0.59	1.86	0.56	1.82	0.57	1.76	0.62

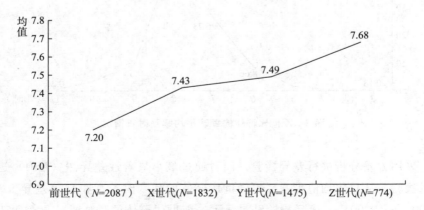

图 1 不同世代群体的每晚平均睡眠时长情况

均睡眠时长为 9 小时，8.66% 的 Z 世代受访者的每晚平均睡眠时长为 6 小时，2.07% 的 Z 世代受访者的每晚平均睡眠时长为 5 小时及以下（见表 2、图 2）。

表 2　Z 世代群体的每晚平均睡眠时长情况

每晚平均睡眠时长（小时）	频数（人）	占比（%）
3	1	0.13
4	2	0.26
5	13	1.68
6	67	8.66
7	203	26.23
8	383	49.48
9	74	9.56
10	29	3.75
12	2	0.26

注：数据库中所包含的受访者在变量睡眠时长的题项上未选择 11 小时，因此表中没有包括 11 小时。下同。

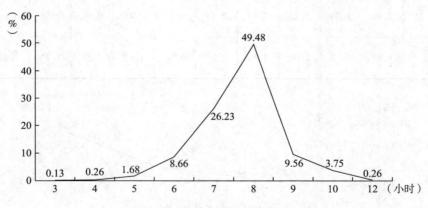

图 2　Z 世代群体的每晚平均睡眠时长情况

采用方差分析进行差异检验，同时通过最小显著性差异法（LSD）进行事后检验。从总体均值来看，不同世代群体的睡眠时长存在显著差异（$F = 54.00$，$p < 0.001$）；事后检验结果显示：前世代群体的睡眠时长显著短于其他世代群体，Z 世代群体的睡眠时长显著长于其他世代群体。

2. 睡眠质量自评

描述性统计分析显示（见表1、图3），前世代群体的睡眠质量自评均值为2.00，比总样本的睡眠质量自评均值（1.89）小；X世代群体的睡眠质量自评的均值为1.86，比总样本的睡眠质量自评均值略小，Y世代群体的睡眠质量自评均值为1.82，比总样本的睡眠质量自评均值小；Z世代群体的睡眠质量自评均值为1.76，高于"尚好"，表明总体上参与本次调查的Z世代群体主观感知到的睡眠质量尚可，近六成（59.04%）的Z世代受访者认为自己的睡眠质量"尚可"，超过三成（32.82%）的Z世代受访者认为自己的睡眠质量"非常好"，但依旧有7.24%的Z世代受访者认为自己的睡眠质量"不好"，0.90%的Z世代受访者认为自己的睡眠质量"非常差"（见图4）。

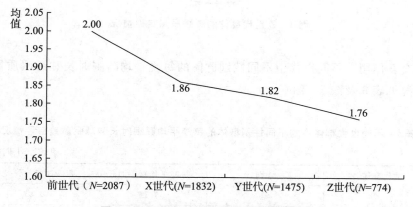

图3 不同世代群体的睡眠质量自评情况

采用方差分析进行差异检验，同时通过最小显著性差异法（LSD）进行事后检验。从总体均值来看，不同世代群体的睡眠质量自评存在显著差异（$F = 44.34$，$p < 0.001$）。事后检验结果显示：前世代群体的睡眠质量自评显著地比其他世代群体差，Z世代群体的睡眠质量自评显著好于其他世代群体。

（二）不同世代群体中的不同基本人口学特征群体的睡眠状况

1. 不同世代群体中的不同性别群体的睡眠状况

下面分别考察前世代、X世代、Y世代和Z世代群体中的不同性别群体的睡眠状况，使用多元方差分析考察不同世代群体和不同性别群体的主效应

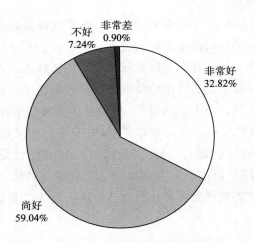

图 4 Z 世代群体的睡眠质量自评情况

及其交互作用。不同世代中不同性别群体的每晚平均睡眠时长和睡眠质量自评情况见表 3 及图 5、图 6。

表 3 不同世代群体中的不同性别群体的每晚平均睡眠时长和睡眠质量自评情况

单位：小时

世代群体	性别	每晚平均睡眠时长	睡眠质量自评均值
前世代	男	7.25	1.93
	女	7.17	2.04
X 世代	男	7.38	1.85
	女	7.47	1.87
Y 世代	男	7.42	1.82
	女	7.56	1.82
Z 世代	男	7.65	1.73
	女	7.71	1.80

多元方差分析结果显示，在每晚平均睡眠时长上，不同世代群体的主效应显著（$F = 50.13$，$p = 0.000$），即不同世代群体的每晚平均睡眠时长存在显著差异；不同性别群体的主效应不显著（$F = 3.79$，$p = 0.052$），即不同性别群体的每晚平均睡眠时长不存在显著差异；不同世代群体和不同性别群体

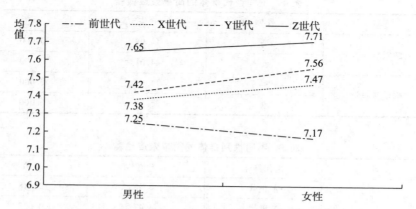

图 5　不同世代群体中的不同性别群体的每晚平均睡眠时长

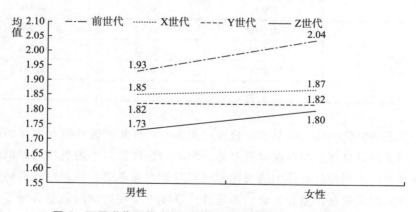

图 6　不同世代群体中的不同性别群体的睡眠质量自评情况

之间的交互作用显著（$F = 4.08$, $p = 0.007$），即不同世代群体中的不同性别群体的每晚平均睡眠时长存在显著差异。在睡眠质量自评上，不同世代群体的主效应显著（$F = 38.48$, $p = 0.000$），即不同世代群体的睡眠质量自评存在显著差异；不同性别群体的主效应显著（$F = 11.48$, $p = 0.001$），即不同性别群体的睡眠质量自评存在显著差异；不同世代群体和不同性别群体之间的交互作用显著（$F = 3.41$, $p = 0.017$），即不同世代群体中的不同性别群体的睡眠质量自评存在显著差异。不同世代群体和不同性别群体的简单效应检验见表 4、表 5。

表 4　不同世代群体的简单效应检验

变量	性别	F 值	p 值
睡眠时长	男	14.98	0.000
	女	44.01	0.000
睡眠质量自评	男	11.05	0.000
	女	35.33	0.000

表 5　不同性别群体的简单效应检验

变量	世代群体	F 值	p 值
睡眠时长	前世代	2.45	0.118
	X 世代	4.47	0.035
	Y 世代	9.34	0.002
	Z 世代	0.63	0.426
睡眠质量自评	前世代	19.87	0.000
	X 世代	1.15	0.283
	Y 世代	0.00	0.981
	Z 世代	2.58	0.109

从不同世代群体的简单效应检验（见表 4）可知，男性和女性在睡眠时长和睡眠质量自评上均存在显著差异，即不同世代群体中的男性的睡眠时长差异显著，不同世代群体中的女性的睡眠时长差异显著；不同世代群体中的男性的睡眠质量自评差异显著，不同世代群体中女性的睡眠质量自评差异显著。从不同性别群体的简单效应检验（见表 5）可知，X 世代、Y 世代群体中的不同性别群体的睡眠时长差异显著，而前世代群体中的不同性别群体的睡眠质量自评差异显著。

2. 不同世代群体中的不同受教育程度群体的睡眠状况

下面分别考察前世代、X 世代、Y 世代和 Z 世代群体中不同受教育程度群体的睡眠状况，使用多元方差分析考察不同世代群体和不同受教育程度群体的主效应及其交互作用。不同世代中不同受教育程度群体的每晚平均睡眠时长和睡眠质量自评情况见表 6 及图 7、图 8。

多元方差分析结果显示，在每晚平均睡眠时长上，不同世代群体的主效应显著（$F = 8.87$，$p = 0.000$），即不同世代群体的每晚平均睡眠时长存在显著差异；不同受教育程度群体的主效应显著（$F = 3.43$，$p = 0.004$），即不同

**表6　不同世代群体中的不同受教育程度群体的
每晚平均睡眠时长和睡眠质量自评情况**

单位：小时

世代群体	受教育程度	每晚平均睡眠时长	睡眠质量自评均值
前世代	小学及以下	7.10	2.14
	初中	7.19	2.03
	高中/中专/职高/技校	7.24	1.96
	大学专科	7.25	1.92
	大学本科	6.98	1.87
X世代	小学及以下	7.00	2.15
	初中	7.42	1.95
	高中/中专/职高/技校	7.44	1.85
	大学专科	7.48	1.80
	大学本科	7.36	1.83
	研究生	6.75	2.50
Y世代	小学及以下	7.56	1.78
	初中	7.58	1.84
	高中/中专/职高/技校	7.53	1.81
	大学专科	7.52	1.85
	大学本科	7.42	1.79
	研究生	7.18	2.00
Z世代	小学及以下	6.50	2.50
	初中	7.86	1.75
	高中/中专/职高/技校	7.73	1.74
	大学专科	7.62	1.86
	大学本科	7.70	1.67
	研究生	7.22	2.00

受教育程度群体的每晚平均睡眠时长存在显著差异；不同世代群体和不同受教育程度群体之间的交互作用不显著（$F = 0.98$，$p = 0.471$），即不同世代群体中的不同受教育程度群体的每晚平均睡眠时长不存在差异。在睡眠质量自评上，不同世代群体的主效应显著（$F = 5.00$，$p = 0.002$），即不同世代群体的睡眠质量自评存在显著差异；不同受教育程度群体的主效应显著（$F = $

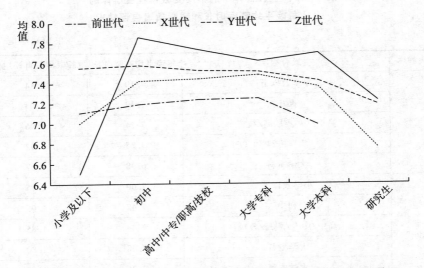

图7　不同世代群体中的不同受教育程度群体的每晚平均睡眠时长情况

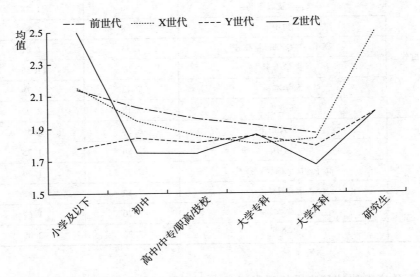

图8　不同世代群体中的不同受教育程度群体的睡眠质量自评情况

4.72，$p = 0.000$），即不同受教育程度群体的睡眠质量自评存在显著差异；不同世代群体和不同受教育程度群体之间的交互作用边缘显著（$F = 1.68$，$p = 0.052$），即不同世代群体中的不同受教育程度群体的睡眠质量自评存在差异。不同世代群体和不同受教育程度群体的简单效应检验见表7和表8。

表7 不同世代群体的简单效应检验

变量	受教育程度	F 值	p 值
睡眠时长	小学及以下	0.57	0.636
	初中	9.58	0.000
	高中/中专/职高/技校	20.02	0.000
	大学专科	5.32	0.001
	大学本科	11.86	0.000
	研究生	0.21	0.811
睡眠质量自评	小学及以下	1.08	0.358
	初中	5.72	0.001
	高中/中专/职高/技校	13.18	0.000
	大学专科	1.54	0.203
	大学本科	4.23	0.006
	研究生	0.95	0.399

表8 不同受教育程度群体的简单效应检验

变量	世代群体	F 值	p 值
睡眠时长	前世代	1.15	0.330
	X 世代	2.56	0.026
	Y 世代	1.52	0.180
	Z 世代	1.41	0.219
睡眠质量自评	前世代	5.40	0.000
	X 世代	5.34	0.000
	Y 世代	1.14	0.340
	Z 世代	3.42	0.005

从不同世代群体的简单效应检验（见表7）可知，不同世代群体中初中、高中/中专/职高/技校、大学专科以及大学本科受教育程度群体的睡眠时长存在显著差异；不同世代群体中初中、高中/中专/职高/技校以及大学本科受教育程度群体的睡眠质量自评存在显著差异。

从不同受教育程度群体的简单效应检验（见表8）可知，X 世代中的不同受教育程度群体的睡眠时长存在显著差异；前世代、X 世代和 Z 世代中的不同受教育程度群体的睡眠质量自评存在显著差异，即前世代、X 世代和 Z 世代群体中的不同受教育程度群体对其睡眠质量的主观评价显著不同。

3. 不同世代群体中的不同常住地区类型群体的睡眠状况

下面分别考察前世代、X 世代、Y 世代和 Z 世代群体中的不同常住地区类型群体的睡眠状况，使用多元方差分析考察不同世代群体和不同常住地区类型群体的主效应及其交互作用。不同世代群体中的不同常住地区类型群体的每晚平均睡眠时长和睡眠质量自评情况见表9、图9、图10。

**表 9　不同世代群体中的不同常住地区类型群体的
每晚平均睡眠时长和睡眠质量自评情况**

单位：小时

世代群体	常住地区类型	每晚平均睡眠时长	睡眠质量自评均值
前世代	市/县城的中心城区	7.17	1.98
	市/县城的边缘城区	7.41	2.04
	市/县城的城乡结合部	7.34	2.00
	市/县城区以外的镇	7.30	2.15
	农村	7.05	1.97
X 世代	市/县城的中心城区	7.39	1.85
	市/县城的边缘城区	7.48	1.83
	市/县城的城乡结合部	7.67	1.86
	市/县城区以外的镇	7.39	1.96
	农村	7.35	1.89
Y 世代	市/县城的中心城区	7.41	1.83
	市/县城的边缘城区	7.53	1.81
	市/县城的城乡结合部	7.58	1.83
	市/县城区以外的镇	7.32	1.78
	农村	7.61	1.82
Z 世代	市/县城的中心城区	7.64	1.76
	市/县城的边缘城区	7.52	1.78
	市/县城的城乡结合部	7.95	1.68
	市/县城区以外的镇	7.88	1.74
	农村	7.75	1.77

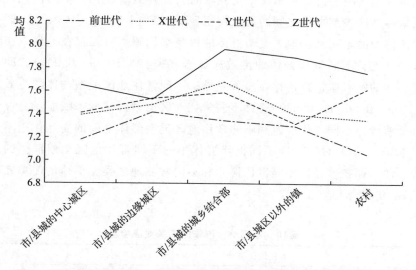

图9 不同世代群体中的不同常住地区类型群体的每晚平均睡眠时长情况

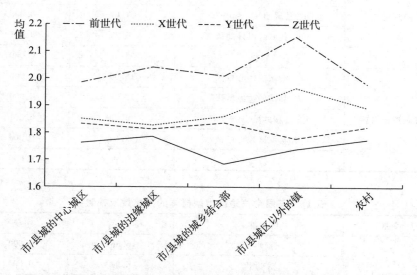

图10 不同世代群体中的不同常住地区类型群体的睡眠质量自评情况

多元方差分析结果显示，在每晚平均睡眠时长上，不同世代群体的主效应显著（$F = 29.17$，$p = 0.000$），即不同世代群体的每晚平均睡眠时长存在显著差异；不同常住地区类型群体的主效应显著（$F = 6.07$，$p = 0.000$），即不同常住地区类型群体的每晚平均睡眠时长存在显著差异；不同世代群体和不同常住地区类型群体之间的交互作用显著（$F = 3.73$，$p = 0.000$），即不同世代群体中的不同常住地区类型群体的每晚平均睡眠时长存在差异。在睡眠质量自评上，不同世代群体的主效应显著（$F = 35.59$，$p = 0.000$），即不同世代群体的睡眠质量自评存在显著差异；不同常住地区类型群体的主效应不显著（$F = 0.56$，$p = 0.689$），即不同常住地区类型群体的睡眠质量自评不存在显著差异；不同世代群体和不同常住地区类型群体之间的交互作用不显著（$F = 1.03$，$p = 0.416$），即不同世代群体中的不同常住地区类型群体的睡眠质量自评不存在差异。不同世代群体和不同常住地区类型群体的简单效应检验见表 10 和表 11。

表 10 不同世代群体的简单效应检验

变量	常住地区类型	F 值	p 值
睡眠时长	市/县城的中心城区	20.12	0.000
	市/县城的边缘城区	0.87	0.457
	市/县城的城乡结合部	7.67	0.000
	市/县城区以外的镇	3.29	0.021
	农村	35.53	0.000
睡眠质量自评	市/县城的中心城区	15.69	0.000
	市/县城的边缘城区	12.76	0.000
	市/县城的城乡结合部	5.78	0.001
	市/县城区以外的镇	7.04	0.000
	农村	7.90	0.000

表 11 不同常住地区类型群体的简单效应检验

变量	世代群体	F 值	p 值
睡眠时长	前世代	6.66	0.000
	X 世代	5.87	0.000
	Y 世代	4.17	0.002
	Z 世代	2.87	0.022

变量	世代群体	F 值	p 值
睡眠质量自评	前世代	2.20	0.067
	X 世代	1.51	0.197
	Y 世代	0.18	0.949
	Z 世代	0.31	0.871

从不同世代群体的简单效应检验（见表 10）可知，市/县城的中心城区、市/县城的城乡结合部、市/县城区以外的镇以及农村群体的睡眠时长存在显著差异；市/县城的中心城区、市/县城的边缘城区、市/县城的城乡结合部、市/县城区以外的镇以及农村群体的睡眠质量自评存在显著差异，即常住地区类型为市/县城的中心城区、市/县城的边缘城区、市/县城的城乡结合部、市/县城区以外的镇以及农村的群体对睡眠质量的评价不同。

从不同常住地区类型群体的简单效应检验（见表 11）可知，前世代、X 世代、Y 世代以及 Z 世代群体的睡眠时长存在显著差异；而在睡眠质量自评方面，不同常住地区类型群体之间不存在显著差异，即不同常住地区类型群体对其睡眠质量的主观评价不存在差异。

4. 不同世代群体中的不同个人月收入群体的睡眠状况

分别考察前世代、X 世代、Y 世代和 Z 世代群体中的不同个人月收入群体的睡眠状况，使用多元方差分析考察不同世代群体和不同个人月收入群体的主效应及其交互作用。不同世代群体中的不同个人月收入群体的每晚平均睡眠时长和睡眠质量自评情况见表 12、图 11 和图 12。

表 12　不同世代群体中的不同个人月收入群体的每晚平均睡眠时长和睡眠质量自评情况

世代群体	个人月收入	每晚平均睡眠时长	睡眠质量自评均值
前世代	1000 元及以下	6.95	2.12
	1000~3000 元	7.07	2.08
	3000~5000 元	7.29	1.97
	5000~7000 元	7.45	1.87
	7000~10000 元	7.30	1.76
	1 万~1.5 万元	7.04	1.89
	1.5 万元以上	7.09	1.82

续表

世代群体	个人月收入	每晚平均睡眠时长	睡眠质量自评均值
	1000 元及以下	7.16	2.10
	1000 ~ 3000 元	7.35	1.88
	3000 ~ 5000 元	7.46	1.85
X 世代	5000 ~ 7000 元	7.52	1.85
	7000 ~ 10000 元	7.41	1.83
	1 万 ~ 1.5 万元	7.14	2.03
	1.5 万元以上	7.07	1.87
	1000 元及以下	7.73	1.80
	1000 ~ 3000 元	7.51	1.85
	3000 ~ 5000 元	7.51	1.82
Y 世代	5000 ~ 7000 元	7.55	1.84
	7000 ~ 10000 元	7.37	1.77
	1 万 ~ 1.5 万元	7.45	1.88
	1.5 万元以上	7.09	1.91
	1000 元及以下	7.96	1.64
	1000 ~ 3000 元	7.69	1.65
	3000 ~ 5000 元	7.63	1.86
Z 世代	5000 ~ 7000 元	7.63	1.73
	7000 ~ 10000 元	7.68	1.69
	1 万 ~ 1.5 万元	7.23	1.81
	1.5 万元以上	8.10	2.10

多元方差分析结果显示，在每晚平均睡眠时长上，不同世代群体的主效应显著（$F = 16.92$，$p = 0.000$），即不同世代群体的每晚平均睡眠时长存在显著差异；不同个人月收入群体的主效应显著（$F = 3.01$，$p = 0.006$），即不同个人月收入群体的每晚平均睡眠时长存在显著差异；不同世代群体和不同个人月收入群体之间的交互作用显著（$F = 3.38$，$p = 0.000$），即不同世代群体中的不同个人月收入群体的每晚平均睡眠时长存在显著差异。在睡眠质量自评上，不同世代群体的主效应显著（$F = 4.68$，$p = 0.003$），即不同世代群体的睡眠质量自评存在显著差异；不同个人月收入群体的主效应显著（$F = 4.06$，$p = 0.000$），即不同个人月收入群体的睡眠质量自评存在显著差

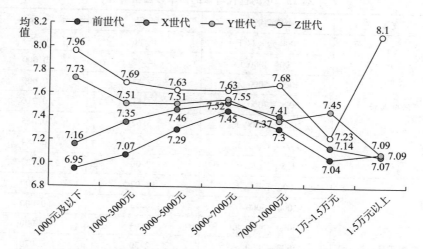

图 11　不同世代群体中的不同个人月收入群体的每晚平均睡眠时长情况

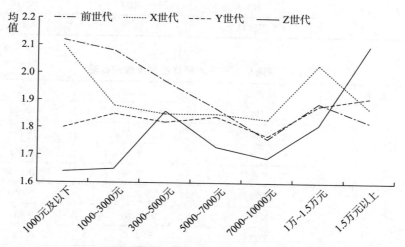

图 12　不同世代群体中的不同月收入群体的睡眠质量自评情况

异；不同世代群体和不同个人月收入群体之间的交互作用显著（$F = 3.51$，$p = 0.000$），即不同世代群体中的不同个人月收入群体的睡眠质量自评存在显著差异。不同世代群体和不同个人月收入群体的简单效应检验见表 13、表 14。

表 13　不同世代群体的简单效应检验

变量	个人月收入	F 值	p 值
睡眠时长	1000 元及以下	18.86	0.000
	1000～3000 元	14.77	0.000
	3000～5000 元	12.53	0.000
	5000～7000 元	1.51	0.210
	7000～10000 元	3.52	0.015
	1 万～1.5 万元	1.64	0.184
	1.5 万元以上	2.00	0.122
睡眠质量自评	1000 元及以下	15.07	0.000
	1000～3000 元	18.35	0.000
	3000～5000 元	9.64	0.000
	5000～7000 元	2.30	0.076
	7000～10000 元	1.53	0.205
	1 万～1.5 万元	0.77	0.510
	1.5 万元以上	0.28	0.841

表 14　不同个人月收入群体的简单效应检验

变量	世代群体	F 值	p 值
睡眠时长	前世代	6.73	0.000
	X 世代	3.22	0.004
	Y 世代	3.14	0.005
	Z 世代	2.68	0.014
睡眠质量自评	前世代	8.57	0.000
	X 世代	2.67	0.014
	Y 世代	0.77	0.596
	Z 世代	3.13	0.005

从不同世代群体的简单效应检验（见表 13）可知，个人月收入在 1000 元及以下、1000～3000 元、3000～5000 元以及 7000～10000 元的群体的睡眠时长存在显著差异；个人月收入在 1000 元及以下、1000～3000 元以及 3000～5000 元的群体的睡眠质量自评存在显著差异，即个人月收入在 1000 元及以下、1000～3000 元以及 3000～5000 元的群体对睡眠质量的评价不同。

从不同月收入群体的简单效应检验（见表 14）显示，前世代、X 世代、Y 世代和 Z 世代群体中的不同个人月收入群体的睡眠时长存在显著差异；而在睡眠质量自评方面，前世代、X 世代和 Z 世代群体中的不同个人月收入群体存在显著差异。

三　总结和讨论

从总体上看，不同世代群体的每晚平均睡眠时长均在 7 小时以上，睡眠质量自评在"尚好"和"非常好"之间，且随着年龄的增长每晚平均睡眠时长在缩短的同时，睡眠质量自评也在变差；前世代群体的每晚平均睡眠时长比其他世代群体明显要短，而 Z 世代群体的每晚平均睡眠时长要明显长于其他世代群体；前世代群体的睡眠质量自评要明显低于其他世代群体，而 Z 世代群体的睡眠质量自评要明显高于其他世代群体。这说明随着年龄的增长，人们的睡眠状态不容乐观，需要根据不同世代群体的特点采用不同的睡眠促进策略。Z 世代群体的整体睡眠质量比较好，超九成的 Z 世代受访者的睡眠质量自评为"尚可"或"非常好"。

总体上，随着年龄的增长，男性和女性的睡眠时长均在缩短，对睡眠质量的主观评价也在降低，且在不同世代群体内，男性的睡眠质量自评要好于女性（Y 世代群体中男性的睡眠质量自评与女性一样）。具体来说，前世代、X 世代、Y 世代和 Z 世代群体中男性的睡眠时长有明显的差异，前世代、X 世代、Y 世代和 Z 世代群体中女性的睡眠时长差异显著；前世代、X 世代、Y 世代和 Z 世代群体中男性的睡眠质量自评差异显著，前世代、X 世代、Y 世代和 Z 世代群体中女性的睡眠质量自评也存在明显的差异。X 世代和 Y 世代群体中男性的睡眠时长要明显短于女性，而前世代群体中男性的睡眠质量自评要明显好于女性。这是由于在一般情况下，同年龄段中男性的身体素质和精力要好于女性，因此即使男性的睡眠时长比女性短，但主观上也会感觉睡得好。尤其前世代中部分女性由于生理（比如更年期）原因，睡眠状况受到较大影响。

总体上，初中、高中/中专/职高/技校、大学专科以及大学本科受教育程度群体的睡眠时长随着年龄的增长逐渐缩短；初中、高中/中专/职高/技校以及大学本科受教育程度群体的睡眠质量自评随着年龄的增长而变差。其中，Z 世代群体中的大学专科学历群体对睡眠质量的主观评价只比同学历的前世代群体的睡眠质量自评好一些，比同年龄段的其他群体的睡眠主观评价均差一些（除小学及以下受教育程度群体和研究生学历群体外）。

　　总体上，常住地区类型为市/县城的中心城区、市/县城的城乡结合部、市/县城区以外的镇以及农村群体的睡眠时长存在显著差异，常住地区类型为市/县城的中心城区、市/县城的边缘城区、市/县城的城乡结合部、市/县城区以外的镇以及农村群体的睡眠质量自评存在显著差异。有意思的是，常住地区类型为市/县城区以外的镇的群体的睡眠时长偏短（Z 世代群体除外），且常住市/县城的边缘城区的 Z 世代群体的睡眠时长是整个 Z 世代群体中最短的，结合该群体的年龄推测，这可能与其工作需要的通勤时间有关系，一般住在城市边缘地区的个体的通勤时间都较长。

　　在睡眠时长方面，个人月收入在 1000 元及以下、1000~3000 元、3000~5000 元以及 7000~10000 元的群体的睡眠时长存在显著差异，个人月收入在 1000 元及以下、1000~3000 元以及 3000~5000 元的群体的睡眠质量自评存在显著差异。在睡眠质量自评方面，前世代、X 世代和 Z 世代群体中的不同个人月收入群体存在显著差异，Y 世代群体对睡眠质量的主观感知并不会受到个人月收入的影响。在睡眠质量自评方面，个人月收入在 1000 元及以下的 Z 世代群体最好，个人月收入在 1.5 万元以上的 Z 世代群体最差，这可能与其社会身份和职业相关。个人月收入在 1000 元及以下的 Z 世代群体中多数为全日制学生（在本数据库中占比为 70.3%），有家里的经济支持，生活相对自由，睡眠质量自评会相对好一些。

参考文献

陈文丽，2022，《我国睡眠市场规模五年增长 44.42%》，《中国商报》3 月 30 日。

何绍辉，2022，《Z 世代青年的形成背景与群体特征》，《中国青年研究》第 8 期。

龙耘、王蕾，2015，《谁是青年："Y 世代"在中国语境中的解读》，《中国青年社会科学》第 4 期。

任程远，2022，《"Z 世代"消费驱动的新型经济形态：基于调研数据的分析》，《商业经济研究》第 20 期。

王海忠，2005，《中国消费者世代及其民族中心主义轮廓研究》，《管理科学学报》第 6 期。

王水雄，2021，《中国"Z 世代"青年群体观察》，《人民论坛》第 25 期。

叶娜、王磊、张陆、孙晓军，2023，《自我控制在身体活动与大学生睡眠质量间的中介作

　　用：来自日志法的证据》，《应用心理学》第 1 期。

佚名，2019，《凌晨 4 点睡，中午 12 点起，算熬夜吗?》，《方圆》第 11 期。

Peltzer, K. , & Pengpid, S. 2015. Nocturnal sleep problems among university students from 26 countries. *Sleep Breath*, 19 (2): 499 – 508.

Wang, C. , Bangdiwala, S. I. , Rangarajan, S. , Lear, S. A. , & Yusuf, S. 2019. Association of estimated sleep duration and naps with mortality and cardiovascular events: A study of 116632 people from 21 countries. *European Heart Journal*, 40 (20): 1620 – 1629.

Wang, F. , & Biro, E. 2021. Determinants of sleep quality in college students: A literature review. *Explore* (*NY*), 17 (2): 170 – 177.

You, Z. , Mei, W. , Ye, N. , Zhang, L. , & Andrasik, F. 2020. Mediating effects of rumination and bedtime procrastination on the relationship between internet addiction and poor sleep quality. *Journal of Behavioral Addictions*, 9 (4): 1002 – 1010.

不同受教育程度群体的睡眠研究报告

摘　要: 本研究使用 2022 年中国社会心态调查数据对不同受教育程度群体的睡眠状况进行比较和分析。研究发现,从睡眠时长来看,小学及以下受教育程度群体每晚平均睡眠时长为 6 小时甚至不足 6 小时的比例是最高的,每晚平均睡眠时长达到 7 小时或 8 小时的比例是最低的;相反,大学本科及以上学历群体每晚平均睡眠时长为 8 小时的比例最高。从睡眠质量自评看,小学及以下受教育程度群体的睡眠质量自评为"非常差"和"不好"的比例最高,其次是受教育程度为初中的群体。受教育程度为大学本科及以上的群体的睡眠质量自评为"非常差"和"不好"的比例最低,而睡眠质量自评为"非常好"的比例是最高的。相关分析结果显示,受教育程度与睡眠质量自评和睡眠时长之间呈正相关;回归分析的结果也表明,受教育程度对睡眠时长和睡眠质量自评都有显著的正向影响,但是睡眠时长的长短和睡眠质量自评的好坏还受到很多其他因素的影响,值得进一步探究。

关键词: 睡眠时长　睡眠质量　受教育程度

一　引言

睡眠对身体健康至关重要,Daniel J. Buysse 等 (1989) 将睡眠定义为"一种多维的适应个人、社会和环境的需求的睡眠-觉醒模式,可促进身心健康"。睡眠具有促进机体全面恢复的功能,是保持清醒状态下神经活动和大脑健康的基础 (Cirelli & Tononi, 2008; DiNuzzo et al., 2022)。可见,健康或良好的睡眠无论对生理健康还是对心理健康都非常重要 (Schlarb et al.,

2012)。因此，良好的睡眠对于消除不良情绪的困扰、烦恼及防止压力对健康造成长期负面影响至关重要。然而，随着人们生活节奏的加快，出现了许多威胁睡眠健康的因素，如过度使用电子设备导致睡眠不足，工作压力大导致睡眠不足或睡眠障碍，等等。研究发现，在每天 24 小时的时间里，多于或少于 7～8 小时的睡眠与心血管疾病、糖尿病（Gottlieb et al.，2005）、学习和记忆问题（Stickgold et al.，2001），以及过高的总死亡率有关（Patel et al.，2004）。

那么，在不同的群体中，哪些因素会影响个体的睡眠时长，并且使睡眠质量存在差异？针对睡眠质量的影响因素，一些研究发现，性别、年龄、受教育程度等都对睡眠质量有显著影响，比如郑棒等（2017）发现，研究对象每天平均睡眠时长为 7.41 小时，不同性别、年龄、地区、受教育程度、家庭年收入和婚姻状况人群的睡眠时长差异有统计学意义。有学者针对青壮年群体做了睡眠研究，结果发现，年龄、受教育程度、户籍及锻炼频率对睡眠时长有显著的影响。其中，受教育程度对睡眠的影响值得一提。低受教育程度者的睡眠时长呈现"两极分化"，即受教育程度越低，睡眠时长不足 5 小时及睡眠时长在 9 小时以上的比例越高。在入睡时间方面，受教育程度与入睡时间呈正比，即受教育程度越高，入睡时间越晚。在睡眠质量方面，男性以及年龄越小、受教育程度越高的老年人睡眠质量越好（王德文等，2023）。还有学者利用 2007 年中国慢性病及其危险因素监测数据进行研究发现，在50349 名 15～69 岁居民中，32352 人（64.3%）自报睡眠质量好，多因素 logistic回归分析结果显示，性别为女性、年纪大、饮酒和有午睡习惯是导致睡眠质量差的因素，锻炼、睡眠时间长和文化程度高是睡眠质量的保护性因素（殷鹏等，2011）。

目前，专门研究受教育程度与睡眠状况关系的研究很少，但是有一些相关研究，比如有学者使用美国 1994～2009 年四期开放公共数据分析了青少年睡眠时间与成年后学历的关系，结果显示，就寝时间在晚上 9～12 点的青少年比在晚上 6～9 点就寝的青少年更容易获得更高的学历。就寝时间在晚上 9～12 点的青少年获得"本科"或"硕士及以上"学历的概率分别增加了 4% 和 5%，获得"高中以下"学历的概率下降了 3%。在调整性别、年龄、父母受教育程度和家庭经济收入后，这种关系依旧存在（朱迪等，2021）。有不少学者研究了影响老年人睡眠质量的因素，比如王德文等（2023）的研究结果表明，受教育程度、婚姻状况、移动上网情况、人格特征对老年人的睡眠质量有影响。就受教育程度来说，受教育程度较低的老年人的睡眠质量感知相对悲观，这可能是因为受教育程度较低的老年人的心理健康水平较低，进而影响到睡眠质量感知。除此之外，也有研究者发现睡眠质量与受教育程度没有直接关系，如王刚等（2002）使用《匹兹堡睡眠质量指数（PSQI）量表》和《一般情况量表》评定某市世界睡眠日咨询活动现场的 201 例一般人的睡眠质量及其影响因素。一般人群中存在睡眠质量问题的比例较高，这可能与生活、工作压力相关，与受教育程度、职业等无明显关系。本研究使用 2022 年中国社会心态调查数据对不同受教育程度群体的睡眠状况进行比较和分析。

二 研究方法

（一）数据来源

本研究所用数据源于中国社会科学院社会学研究所于 2022 年开展的中国社会心态调查数据，有效样本量为 6168，人口学基本变量描述参见本书总报告《共同富裕视角下的睡眠平等》。

（二）研究变量

1. 自变量

本研究使用的自变量是受教育程度，处理后分类为：小学及以下，初中，中专、职高、技校，高中，大学专科，大学本科及以上。样本的受教育程度分布情况见表 1。

表 1　样本的受教育程度分布情况

单位：人，%

受教育程度	频数	占比
小学及以下	216	3.5
初中	1259	20.4
中专、职高、技校	1027	16.7
高中	1390	22.5
大学专科	1269	20.6

受教育程度	频数	占比
大学本科及以上	1007	16.3
总计	6168	100.0

2. 因变量

本研究的因变量是睡眠状况。反映睡眠状况的变量为睡眠时长和睡眠质量自评。在问卷中询问睡眠时长的题为："过去一个月，您每晚实际睡眠的时间有多少？"受访者可以从 0~24 小时中选择一个数字填写。在问卷中，询问睡眠质量自评的题为："过去一个月，您的总体睡眠质量怎么样？"选项经过处理后，1 代表非常差，2 代表不好，3 代表尚好，4 代表非常好。得分越高代表受访者对自己睡眠质量的评价越高。

三 研究结果

（一）描述性统计分析

不同受教育程度群体睡眠时长的均值和标准差情况见表 2。受教育程度为中专、职高、技校的群体的每晚平均睡眠时长最长，为 7.51 小时；其次为受教育程度为大学专科的群体，为 7.49 小时。小学及以下受教育程度的群体每晚平均睡眠时长最短，为 7.10 小时。从标准差的情况可以看出，受教育程度为小学及以下的群体的标准差最大，这表明这一群体内部在睡眠时长上的差异比较大；其次是初中受教育程度的群体。中专、职高、技校以及大学专科受教育程度的群体的标准差最小，这表明这两个群体内部在睡眠时长上的差异相对较小。

表 2 不同受教育程度群体睡眠时长的均值和标准差情况

单位：人

受教育程度	均值	*N*	标准差
小学及以下	7.10	216	1.30
初中	7.30	1259	1.07
中专、职高、技校	7.51	1027	0.92

续表

受教育程度	均值	*N*	标准差
高中	7.33	1390	1.00
大学专科	7.49	1269	0.92
大学本科及以上	7.45	1007	0.95
总计	7.40	6168	0.99

不同受教育程度群体睡眠质量自评的均值和标准差情况如表 3 所示。受教育程度为大学本科及以上的群体的睡眠质量自评最好，均值为 3.22；其次是受教育程度为中专、职高、技校的群体，均值为 3.17。小学及以下受教育程度群体的睡眠质量自评最差，为 2.87。从标准差的情况可以看出，受教育程度为小学及以下的群体的标准差最大，表明这一群体内部在睡眠质量自评上的差异比较大；其次是初中受教育程度的群体。高中受教育程度的群体的标准差最小，表明这一群体内部在睡眠质量自评上的差异相对较小。

表 3　不同受教育程度群体睡眠质量自评的均值和标准差情况

单位：人

受教育程度	均值	*N*	标准差
小学及以下	2.87	216	0.66
初中	3.01	1259	0.60
中专、职高、技校	3.17	1027	0.57
高中	3.09	1390	0.54
大学专科	3.15	1269	0.59
大学本科及以上	3.22	1007	0.58
总计	3.11	6168	0.59

（二）差异性分析

1. 不同受教育程度群体的睡眠时长差异

首先，根据样本数据将睡眠时长的选项合并为每晚平均 5 小时及以下、6 小时、7 小时、8 小时和 9 小时及以上；其次，比较不同受教育程度的群体在睡眠时长上的差异。结果如图 1 所示。整体上，小学及以下受教育程度的群体每晚平均睡眠时长在 5 小时及以下的比例最高，为 10.6%；其次是受教育程度为初中的群体，为 4.8%。受教育程度为大学专科的群体每晚平均睡眠时长在 5 小时及以下的比例最低，为 2.1%。受教育程度为小学及以下群体每晚平均睡眠时长为 6 小时的比例依然是最高的，为 21.3%；其次是初中受教育程度的群体，为 17.0%。这表明，受教育程度低，睡眠时长在 6 小时及以下的比例更高。

受教育程度为中专、职高、技校的群体每晚平均睡眠时长为 7 小时的比例最高，为 33.0%；其次是受教育程度为高中的群体，比例为 32.8%；比例最低的是受教育程度为小学及以下的群体，仅为 19.4%。受教育程度为大学本科及以上的群体每晚平均睡眠时长达到 8 小时的比例最高，为 49.4%；其次是受教育程度为中专、职高、技校的群体，为 48.1%，最低的是小学及以下受教育程度的群体，为 41.7%。但是高中受教育程度的群体每晚平均睡眠时长为 8 小时的比例要远低于中专、职高、技校层次的群体，低了 5.8 个百分点，中专、职高、技校受教育程度群体每晚平均睡眠时长为 8 小时和 9 小时及以上的比例都与大学专科受教育程度的群体比较接近。

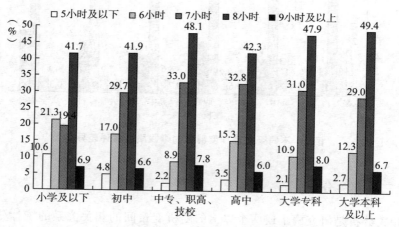

图1 不同受教育程度群体的平均睡眠时长差异情况

2. 不同受教育程度群体的睡眠质量自评差异

比较不同受教育程度群体在睡眠质量自评上的差异，结果如图 2 所示。整体上，小学及以下受教育程度群体的睡眠质量自评为"非常差"的比例最高，为 1.9%；其次是受教育程度为初中的群体，为 1.4%。受教育程度为大学本科及以上群体的睡眠质量自评为"非常差"的比例最低，为 0.3%。

小学及以下受教育程度群体的睡眠质量自评为"不好"的比例依然是最高的，为 23.6%；其次是初中受教育程度的群体，为 13.3%。大学本科及以上学历群体的睡眠质量自评为"不好"的比例是最低的，为 7.1%。而大学本科及以上受教育程度群体的睡眠质量自评为"非常好"的比例是最高的，为 29.9%；其次是中专、职高、技校受教育程度的群体，为 25.4%。小学及以下受教育程度群体的睡眠质量自评为"非常好"的比例最低，为 14.4%。但是高中受教育程度群体的睡眠质量自评为"非常好"的比例要远低于中专、职高、技校层次的群体，低了 6.5 个百分点，中专、职高、技校受教育程度群体的睡眠质量自评为"尚好""非常好"的比例都与大学专科受教育程度的群体更加接近。

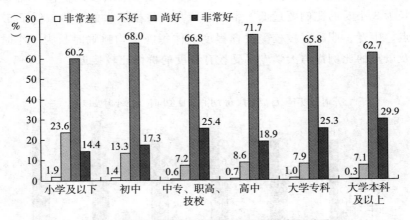

图 2　不同受教育程度群体的睡眠质量自评差异

（三）　相关分析

相关分析是研究两个或两个以上的随机变量间的相关关系的统计分析方法。两个变量之间的相关程度通过相关系数 r 来表示。相关系数 r 的值在 -1 和 1 之间，可以是此范围内的任何值。两个变量呈正相关时，r 值在 0 和 1 之间，这时一个变量增加，另一个变量也随之增加；两个变量呈负相关时，r 值在 -1 和 0 之间，此时一个变量增加，另一个变量将随之减少。r 的绝对值越接近 1，两个变量的关联程度越强；r 的绝对值越接近 0，两个变量的关联程度越弱。针对不同的变量类型有不同的相关分析方法，由于受教育程度是定序变量，本报告采用斯皮尔曼相关系数来衡量变量之间的相关性。

　　相关分析结果（见表4）表明，受教育程度与睡眠质量自评之间的相关系数为 0.114，而受教育程度与睡眠时长之间的相关系数仅为 0.058，这说明受教育程度与睡眠质量自评和睡眠时长之间呈正相关，即受教育程度越高，睡眠质量自评和睡眠时长也倾向于随之正向变化。但要看到，从相关系数的数值来看，相关性比较弱，特别是受教育程度与睡眠时长之间接近相关中性。睡眠时长与睡眠质量自评之间的相关系数为 0.292，显示两者之间正相关，即整体上而言，睡眠时长越长，人们认为自己的睡眠质量越好。而且，相对于受教育程度，睡眠时长与睡眠质量自评之间的相关性要更强。

表 4　变量间的相关性

	受教育程度	睡眠质量自评	睡眠时长
受教育程度	1.000	0.114 **	0.058 **
睡眠质量自评	0.114 **	1.000	0.292 **
睡眠时长	0.058 **	0.292 **	1.000

注：斯皮尔曼相关系数，** 代表在 0.01 级别（双尾）相关性显著。

（四）　回归分析

　　为了方便分析，本研究对睡眠质量自评变量进行了处理，取值为 1~4，数值越大，睡眠质量自评越好。在研究受教育程度对睡眠时长的影响中，由于只有受教育程度一个变量，因此我们使用一元线性回归方程；而在以睡眠质量自评为目标变量的分析中，鉴于睡眠时长与睡眠质量自评之间明显正相关，因而也将睡眠时长作为睡眠质量自评的自变量引入模型，以增强模型的解释力，因此采用的是二元线性回归方程。由于一元线性回归方程和二元线性回归方程是两个不同的模型，两个模型之间的系数是不可比的。本报告采用回归分析是为了从统计上论证自变量与因变量之间的因果关系是否显著存在，而不在于比较受教育程度对睡眠时长和睡眠质量自评影响的大小差异。

表 5　睡眠时长和睡眠质量自评的回归结果

	睡眠时长			睡眠质量自评		
	B	β	SD	B	β	SD
常量	7.232		0.036	1.590		0.055

续表

	睡眠时长			睡眠质量自评		
	B	β	SD	B	β	SD
受教育程度	0.043 ***	0.063	0.009	0.039 ***	0.098	0.005
睡眠时长				0.186 ***	0.315	0.007
R^2	0.004			0.137		
F	24.884			392.786		

注：睡眠质量自评取值 1~4，数值越大，睡眠质量自评越好。其他引入变量不予以呈现。β 为标准化系数。*** $p < 0.001$。

假设受教育程度是变量 X，睡眠时长是变量 Y，睡眠质量自评是变量 Z，那么可以根据回归分析结果得出以下两个模型：

睡眠时长模型：$Y = 0.043X + 7.232$

睡眠质量自评模型：$Z = 0.039X + 0.186Y + 1.590$

从睡眠时长的模型结果来看，该模型只能解释 0.4% 的睡眠时长的变动，说明还存在其他主要影响因素。从统计结果看，在 99.9% 的置信度下，受教育程度对睡眠时长有一定的影响，但是影响系数比较小，为 0.043。这首先说明影响的方向是正向的，即受教育程度越高的人，整体上睡眠时长越长，这一点在描述统计分析和相关分析中也有体现；其次说明在控制其他变量的情况下，受教育程度每提高一个层次，对睡眠时长的影响是增加 0.043 小时。从睡眠质量自评的模型结果来看，该模型能够解释 13.7% 的睡眠质量自评的变动，在 99.9% 的置信度下，受教育程度对睡眠质量自评也有影响，影响系数为 0.039，说明在控制其他变量的情况下，受教育程度每提高一个层次，睡眠质量自评增加 0.039。睡眠时长对睡眠质量自评的影响比较大，在控制其他变量的情况下，睡眠时长每增加一个小时，睡眠质量自评能增加 0.186，睡眠时长已经成为人们衡量睡眠质量的一个重要指标。

综上所述，回归分析的结果表明，受教育程度对睡眠时长和睡眠质量自评都有正向的影响，但是睡眠时长的长短和睡眠质量自评的好坏还受到很多其他因素的影响，值得进一步探究。

四 结论与讨论

本研究通过使用 2022 年中国社会心态调查数据进行分析后发现，受教育程度是影响睡眠的重要因素，不同受教育程度群体的睡眠状况有一定的差异。首先，从睡眠时长来看，小学及以下受教育程度群体每晚平均睡眠时长为 6 小时甚至不足 6 小时的比例是最高的，每晚平均睡眠时长达到 7 小时或 8 小时的比例是最低的；相反，大学本科及以上学历的群体每晚平均睡眠时长为 8 小时的比例最高。受教育程度为中专、职高、技校以及高中或大学专科的群体每晚平均睡眠时长为 7 小时的比例大致相当。

从睡眠质量自评看，小学及以下受教育程度群体的睡眠质量自评为"非常差"和"不好"的比例最高；其次是受教育程度为初中的群体。受教育程度为大学本科及以上群体的睡眠质量自评为"非常差"和"不好"的比例最低。大学本科及以上受教育程度群体的睡眠质量自评为"非常好"的比例是最高的；其次是中专、职高、技校受教育程度的群体。小学及以下受教育程度群体的睡眠质量自评为"非常好"的比例最低。

相关分析结果显示，受教育程度与睡眠质量自评和睡眠时长之间呈正相关，一般认为睡眠时长在 7~8 小时、睡眠质量自评越好则意味着整体睡眠状况越好，研究结果揭示了受教育程度对睡眠状况的正向影响。目前学界专门研究受教育程度与睡眠状况关系的解释性研究较少。有学者通过对中国家庭追踪调查数据的分析对这一现象进行解释，教育能够通过提高个体的健康与认知能力，以及提升个体的社会经济地位从而降低其抑郁水平。"社会化机制"在其中发挥着重要的作用，教育更多地通过提高个体的自我认知与自我管理能力提高个体的心理健康水平（石智雷、杨宇泽，2020）。还有学者针对老年人的研究发现，一般情况下，高学历的老年人往往拥有更高的社会经济地位，相比文盲老年人来说也更懂得如何进行心理调适，环境适应能力更强，受教育程度与老年人心理健康水平之间存在显著的正向关系（齐玉玲等，2017）。受教育程度越高，个体的心理健康水平和对健康的认知水平越高，再加上社会经济地位的提升，都会对人的睡眠状况产生正向影响。

回归分析的结果表明，受教育程度对睡眠时长和睡眠质量自评都有显著的正向影响，但是睡眠时长的长短和睡眠质量自评的好坏还受到很多其他因素的影响，值得进一步探究。

另外，值得一提的是，有学者认可受教育程度对健康状况总体上有正向影响，但是发现受教育程度和健康状况之间呈倒"U"形关系。也就是说，当个人的受教育程度较低时，受教育年限的增加能使个人的健康状况得到大幅改善，当超过某个临界值时，受教育年限继续增加将损害个人的健康状况

（毛毅、冯根福，2011）。本研究没有发现受教育程度的提高导致睡眠质量下降的现象，这或许与本研究中硕士研究生学历、博士研究生学历的受访者案例数过少、没有能够单独进行有代表性的分析有关。未来如果能够收集到足够的硕士研究生学历、博士研究生学历受访者的相关数据，将针对这一部分群体做更加深入的研究。

本研究表明，小学受教育程度群体的睡眠时长显著低于大学本科学历群体，小学受教育程度群体的睡眠质量自评显著低于大学本科及以上学历群体，这表明受教育程度是影响睡眠的重要因素，因此有必要关注受教育程度对个体睡眠造成的不利影响。未来，一方面可以针对低受教育程度群体做更多的睡眠健康知识的宣传和普及工作，提高他们在这方面的认知和调适能力；另一方面，可以更多地关注和重视低受教育程度群体的生存现状，通过改善他们的生存条件，进而改善他们的睡眠和健康状况。

参考文献

毛毅、冯根福，2011，《教育对健康的影响效应及传导机制研究》，《人口与经济》第3期。

齐玉玲、高航、张秀敏、范依宁、韩超、张小伟、罗盛、李伟，2017，《城市社区老年人心理健康状况及其影响因素》，《护理研究》第1期。

石智雷、杨宇泽，2020，《高学历的人更容易抑郁吗？——教育对成年人抑郁情绪的影响》，《北京师范大学学报》（社会科学版）第2期。

王德文、吴政宇、刘正奎、姜茂敏、张瑞泽、黄上萌、陈津瀚，2023，《退而不休对我国老年人睡眠质量的影响研究》，《中国全科医学》第1期。

王刚、张景行、徐元勇、程新萍、祝延、章功良，2002，《一般人群睡眠质量的现况调查》，《健康心理学杂志》第6期。

殷鹏、张梅、李镒冲、姜勇、王丽敏、赵文华，2011，《中国 15～69 岁居民睡眠质量影响因素研究》，《中国慢性病预防与控制》第3期。

郑棒、林丽玲、余灿清、吕筠、郭彧、卞铮、谭云龙、裴培、陈君石、陈铮鸣、李立明，2017，《中国成年人睡眠时长、午睡与失眠症状的分布及关联研究》，《中华流行病学杂志》第4期。

朱迪、郑守娟、王霞，2021，《美国青少年睡眠时间与成年后学业成绩研究》，《预防医学论坛》第2期。

Buysse, D. J., Reynolds, C. F., 3rd, Monk, T. H., Berman, S. R., & Kupfer, D. J. 1989. The Pittsburgh Sleep Quality Index: A new instrument for psychiatric practice and research. *Psy-*

chiatry Research, 28 (2): 193 – 213.

Cirelli, C. , & Tononi, G. 2008. Is sleep essential? *PLoS Biology*, 6 (8): e216, 1605 – 1611.

DiNuzzo, M. , Mangia, S. , & Giove, F. 2022. Manipulations of sleep-like slow-wave activity by noninvasive brain stimulation. *Journal of Neuroscience Research*, 100 (5): 1218 – 1225.

Gottlieb, D. J. , Punjabi, N. M. , Newman, A. B. , et al. 2005. Association of sleep time with diabetes mellitus and impaired glucose tolerance. *Arch International Medical*, 165 (8): 863 – 867.

Patel, S. R. , Ayas, N. T. , Malhotra, M. R. , et al. 2004. A prospective study of sleep duration and mortality risk in women. *Sleep*, 27 (3): 440 – 444.

Schlarb, A. A. , Reis, D. , & Schröder, A. 2012. Sleep characteristics, sleep problems, and associations to quality of life among psychotherapists. *Sleep Disorders*, 2012, 1 – 7.

Stickgold, R. , Hobson, J. A. , Fosse, R. , et al. 2001. Sleep, learning, and dreams: Off-line memory reprocessing. *Science*, 294 (5544): 1052 – 1057.

不同职业群体的睡眠状况研究报告

摘　要：本研究使用 2022 年中国社会心态调查的数据对不同职业群体的睡眠状况进行比较和分析。研究发现，学生群体的睡眠时长最长，睡眠质量自评好于其他职业群体。除了学生群体外，各职业群体之间的睡眠时长和睡眠质量自评没有显著的统计学差异；工作职位越高，睡眠时长越短，高层管理者的睡眠时长比被管理者和自由职业者短。此外，被管理者、自由职业者的睡眠质量自评均好于高层管理者。

关键词：睡眠质量　睡眠时长　职业类别　工作职位

一　引言

睡眠是人维持基本生理功能和保持健康的关键因素之一。人的一生中有1/3 的时间在睡眠中度过，个体在睡眠过程中使机体消除疲劳，使免疫系统得到修整和恢复，以及巩固记忆，由此可见睡眠在人的生命过程中的重要性（贺静，2019）。不过随着生活节奏不断加快，睡眠问题逐渐凸显。世界卫生组织（WHO）的相关调查结果显示：有 27% 的人存在睡眠问题（Allen et al.，1992）；美国疾病控制和预防中心报告显示，近 1/3 的成年人每天不能保证 7小时的睡眠（Watson et al.，2015）。《健康中国行动（2019～2030 年）》数据显示，现阶段我国成人每日平均睡眠时间为 6.5 小时，远低于美国睡眠基金会推荐的每天平均 7～9 小时睡眠时长标准。睡眠问题日趋严重，睡眠时间少、睡眠质量低已经成为各类人群共同存在的问题（盛小添等，2018）。

睡眠并不是一个单纯的生理健康问题，还受到人文、社会等其他多重因素的影响，经济利益的驱动是其中之一（张卫国等，2022）。有研究显示，在过去 30 年中，全职工作人员的工作时间持续增加，而睡眠时间持续减少。在工作与家庭事务日趋繁忙时，员工更加倾向于牺牲睡眠时间来予以应对（Barnes，2012）。工作成为影响睡眠状况的重要因素。由于不同职业类别的工作强度和压力存在很大差异，职业类别对睡眠的影响也有所不同。因此有必要对不同职业群体的睡眠状况进行比较和分析，以便能够更清晰地了解职业类别对个体睡眠的影响。本研究使用 2022 年中国社会心态调查数据对不同职业群体的睡眠状况进行比较和分析。

二　数据来源和变量

（一）数据来源

本研究所用数据源于中国社会科学院社会学研究所于 2022 年开展的中国社会心态调查数据，有效样本量为 6168，人口学基本变量描述参见本书总报告《共同富裕视角下的睡眠平等》。

（二）变量

本研究的核心变量是反映睡眠状况的变量和职业变量。其中反映睡眠状况的变量为睡眠时长和睡眠质量自评。而职业变量包括职业类别和工作职位，其中职业类别包括专业技术人员、军职人员、办事员及相关文职工作人员、技师和助理专业技术人员、技术工人、服务和销售人员、机器设备操作员和装配工、简单劳动工作人员、管理人员、农业/林业/牧业/渔业熟练工作人员，此外，还包括学生和从未工作过的群体。为了方便分析，本研究对职业类别进行进一步整合，包括专业技术人员（含专业技术人员、军职人员、技师和助理专业技术人员），蓝领工人（含农业/林业/牧业/渔业熟练工作人员、技术工人、机器设备操作员和装配工、简单劳动工作人员），普通白领（含办事员及相关文职工作人员、服务和销售人员），管理层人员（管理人员）以及学生和不工作群体六大类；从工作职位看，分为高层管理者（只管理别人，不被别人管理），中层管理者（既管理别人，也被别人管理），被管理者以及自由职业者。睡眠状况变量和职业变量的具体描述见表 1 和表 2。

表 1 反映了样本的整体睡眠状况，其中每晚平均睡眠时长为 7.39 小时，整体上超过了 7 小时的标准，且有 6.99% 的人的每晚平均睡眠时长超过了 8

小时。但值得注意的是，仍然有 16.80% 的人表示每晚平均睡眠时长不足 7 小时，而且调查发现，3.40% 的人的每晚平均睡眠时长甚至不足 5 小时，存在严重的睡眠不足问题。从睡眠质量自评看，分别有 22.62% 和 67.04% 的人表示自己的睡眠质量"非常好"和"尚好"，意味着睡眠质量自评处于较好状态；但需要注意的是，仍然有 9.48% 的人表示自己的睡眠质量"不好"，而且还有 0.86% 的人表示自己的睡眠质量"非常差"。睡眠质量自评"非常差"、"不好"、"尚好"和"非常好"分别计为 1、2、3、4，睡眠质量自评均值为 3.11，整体上处于较好状态。

表 1　睡眠变量描述

单位：人，%

睡眠时长	频数	占比	睡眠质量自评	频数	占比
7 小时以下	1036	16.80	非常差	53	0.86
7~8 小时	4701	76.22	不好	585	9.48
8 小时以上	431	6.99	尚好	4135	67.04
			非常好	1395	22.62

从表 2 看，有 3.34% 的人表示自己从来没有工作过，而学生的比例为 2.06%。在职业类别划分中，有 39.19% 的人是蓝领工人，占比最高；其次是普通白领，比例为 34.40%，而专业技术人员和管理层人员的比例分别为 12.24% 和 8.77%。进一步看工作职位，高层管理者的比例为 7.24%，中层管理者的比例为 10.52%，而被管理者的比例最高，为 68.18%。此外，还有 14.07% 的人从事自由职业（见表 3）。

表 2　职业类别描述

单位：人，%

职业类别	频数	占比
不工作群体	206	3.34
专业技术人员	755	12.24
蓝领工人	2417	39.19
普通白领	2122	34.40
管理层人员	541	8.77
学生	127	2.06

表 3　工作职位描述（*N* = 4308）

单位：人，%

工作职位	频数	占比
高层管理者	312	7.24
中层管理者	453	10.52
被管理者	2937	68.18
自由职业者	606	14.07

三　研究结果

（一）不同职业类别群体的睡眠状况

表 4 给出了不同职业类别群体的睡眠时长和睡眠质量自评情况。首先看睡眠时长，各个群体之间的差异并不明显，其中每晚平均睡眠时长最长的是学生，为 7.74 小时；其后依次为普通白领、专业技术人员、管理层人员和不工作群体，分别为 7.43 小时、7.41 小时、7.37 小时和 7.36 小时；每晚平均睡眠时长最短的为蓝领工人，为 7.35 小时。不过不同职业类别群体之间的睡眠时长差异很小。

接着看睡眠质量自评。学生的睡眠质量自评最好，均值为 3.42；其后依次是管理层人员、普通白领、专业技术人员以及蓝领工人，均值分别为 3.15、3.13、3.12 和 3.07；睡眠质量自评最差的是不工作群体，均值为 3.05。与睡眠时长类似，除了学生外，各职业类别群体之间的睡眠质量自评差异很小。

表 4　不同职业类别群体的睡眠时长和睡眠质量自评情况

职业类别	睡眠时长		睡眠质量自评	
	均值	标准差	均值	标准差
不工作群体	7.36	1.32	3.05	0.69
专业技术人员	7.41	0.98	3.12	0.57
蓝领工人	7.35	1.03	3.07	0.59
普通白领	7.43	0.91	3.13	0.56

续表

职业类别	睡眠时长		睡眠质量自评	
	均值	标准差	均值	标准差
管理层人员	7.37	0.98	3.15	0.59
学生	7.74	1.02	3.42	0.64

除了学生的每晚平均睡眠时长明显较长、睡眠质量自评明显较好外，不同职业类别群体在每晚平均睡眠时长和睡眠质量自评上的差异很小，因此有必要检验这种差异是否存在统计显著性。睡眠时长和睡眠质量自评均为连续变量，在统计方法上优先选用方差分析，但由于两个变量均不满足正态分布，且存在严重的方差不齐问题（对睡眠时长和睡眠质量自评进行 S－W 正态性检验和 Bartlett 方差齐性检验，p 值均显著小于 0.05），不满足方差分析的前提假设。因而本研究用 K－W 非参数检验，通过秩排序对整体差异进行比较，并进行多组两两比较。结果见表 5 和表 6。

表 5 不同职业类别群体的睡眠时长和睡眠质量自评的非参数检验

职业类别	睡眠时长	睡眠质量自评
	秩和检验	秩和检验
不工作群体	653855	617123
专业技术人员	2.34E＋06	2.35E＋06
蓝领工人	7.25E＋06	7.19E＋06
普通白领	6.65E＋06	6.64E＋06
管理层人员	1.66E＋06	1.73E＋06
学生	465291	497022
χ^2	21.416	41.379
df	5	5
p	＜0.001	＜0.001

从表 5 看，非参数检验表明，不同职业类别群体的睡眠时长和睡眠质量自评整体差异具有统计显著性（$p<0.001$）。不过整体检验只能说明不同群体在睡眠状况上存在差异，但具体哪些群体之间存在差异仍然不清楚，因此本研究进一步使用两两比较，以明晰不同职业类别群体之间的差

异性。表 6 是不同职业类别群体的睡眠时长和睡眠质量自评的两两比较。首先看睡眠时长，最显著的是学生与其他职业类别群体之间的差异，学生的睡眠时长显著长于其他职业类别群体。另外，专业技术人员的睡眠时长比蓝领工人长，在统计上呈现边际显著，同时，蓝领工人的睡眠时长比普通白领短，其余职业群体之间的睡眠时长则没有统计学差异。接着看睡眠质量自评，学生的睡眠质量自评显著好于其他职业群体。此外，蓝领工人的睡眠质量自评均值显著小于普通白领和管理层人员。其余职业群体之间的睡眠质量自评则不存在显著的统计学差异。

表 6   不同职业类别群体的睡眠时长和睡眠质量自评的两两比较

两两比较			睡眠时长		睡眠质量自评	
			秩均值差	p 值	秩均值差	p 值
不工作群体	VS	专业技术人员	69.62	0.309	120.32	0.195
不工作群体	VS	蓝领工人	174.84	0.088	22.43	0.431
不工作群体	VS	普通白领	38.23	0.384	133.21	0.152
不工作群体	VS	管理层人员	107.74	0.229	206.25	0.078
不工作群体	VS	学生	489.66	0.007 **	917.82	<0.001 ***
专业技术人员	VS	蓝领工人	105.21	0.078	142.74	0.027 *
专业技术人员	VS	普通白领	31.39	0.338	12.90	0.432
专业技术人员	VS	管理层人员	38.12	0.351	85.93	0.195
专业技术人员	VS	学生	559.28	<0.001 ***	797.50	<0.001 ***
蓝领工人	VS	普通白领	136.61	0.004 **	155.64	0.002 **
蓝领工人	VS	管理层人员	67.09	0.214	228.68	0.003 **
蓝领工人	VS	学生	664.50	<0.001 ***	940.24	<0.001 ***
普通白领	VS	管理层人员	69.52	0.208	73.03	0.197
普通白领	VS	学生	527.89	<0.001 ***	784.60	<0.001 ***
管理层人员	VS	学生	597.40	<0.001 ***	711.57	<0.001 ***

* $p<0.05$, ** $p<0.01$, *** $p<0.001$。

（二）不同工作职位群体的睡眠状况

表 7 是对不同工作职位群体的睡眠时长和睡眠质量自评的描述。首先看

睡眠时长，其中高层管理者的每晚平均睡眠时长最短，为 7.29 小时；其次是中层管理者，为 7.39 小时；而自由职业者的每晚平均睡眠时长最长，为 7.53 小时。从睡眠质量自评看，高层管理者、中层管理者和被管理者的睡眠质量自评均值分别为 3.15、3.14 和 3.16，差异极小；自由职业者的睡眠质量自评反而最差，均值为 3.08。

表 7　不同工作职位群体的睡眠时长和睡眠质量自评情况

工作职位	睡眠时长		睡眠质量自评	
	均值	标准差	均值	标准差
高层管理者	7.29	0.84	3.15	0.54
中层管理者	7.39	0.93	3.14	0.61
被管理者	7.48	0.87	3.16	0.55
自由职业者	7.53	0.93	3.08	0.57

睡眠时长和睡眠质量自评在不同工作职位群体之间的差异很小，因此同样有必要检验这种差异是否存在统计显著性。通过分组正态性检验以及方差齐性检验发现，在工作职位分组中，睡眠时长和睡眠质量自评仍然无法满足正态性和方差齐性的要求（对睡眠时长和睡眠质量自评进行 S－W 正态性检验和 Bartlett 方差齐性检验，p 值均显著小于 0.05），因此不能使用方差分析进行检验。本研究继续使用 K－W 非参数检验，通过秩排序对整体差异进行比较，并进行多组两两比较。结果见表 8 和 9。

表 8　不同工作职位群体的睡眠时长和睡眠质量自评的非参数检验

工作职位	睡眠时长	睡眠质量自评
	秩和检验	秩和检验
高层管理者	594337.5	670835
中层管理者	933076.5	981347
被管理者	6.37E＋06	6.39E＋06
自由职业者	1.38E＋06	1.24E＋06
χ^2	21.779	5.505
df	3	3
p	＜0.001	0.138

表9　不同工作职位群体睡眠时长的两两比较

两两比较			睡眠时长	
			秩均值差	p 值
高层管理者	VS	中层管理者	154.84	0.045 *
高层管理者	VS	被管理者	264.85	< 0.001 ***
高层管理者	VS	自由职业者	374.82	< 0.001 ***
中层管理者	VS	被管理者	110.01	0.039 *
中层管理者	VS	自由职业者	219.97	0.002 **
被管理者	VS	自由职业者	109.97	0.023 *

* $p < 0.05$，** $p < 0.01$，*** $p < 0.001$。

从表8看，睡眠质量自评的工作职位群体比较没有统计显著性（$p =$ 0.138），这意味着高层管理者、中层管理者、被管理者以及自由职业者之间的睡眠质量自评不存在显著差异，尽管自由职业者的睡眠质量自评得分略低于其他三类工作职位群体，但这种差异没有统计意义；非参数检验表明不同工作职位群体的睡眠时长差异具有统计显著性（$p < 0.001$），因此表9进一步对四类工作职位群体进行两两比较，以明晰工作职位之间存在的睡眠时长差异。

表9是不同工作职位群体睡眠时长的两两比较结果。高层管理者、中层管理者、被管理者以及自由职业者之间的睡眠时长均存在统计学差异，且呈现工作职位越高睡眠时长越短的现象，另外，自由职业者比其他三类工作职位群体的睡眠时长更长。

（三）不同职业类别群体和工作职位群体的睡眠差异

调查发现，有16.8%的人的每晚平均睡眠时长不足7小时，那么睡眠不足是否也存在职业类别和工作职位差异呢？本研究进一步对睡眠时长问题进行探讨，结果见表10。

表10显示，不同职业类别群体的睡眠不足情况存在统计学差异（$\chi^2 =$ 76.96，$p < 0.001$），其中睡眠不足7小时比例最高的是不工作群体，为23.30%；其次是蓝领工人，占19.11%；再次是管理层人员，为18.48%；睡眠不足7小时的比例最低的是学生，为10.24%。不同工作职位群体的睡眠不足情况同样存在统计学差异（$\chi^2 = 18.94$，$p = 0.004$）。其中高层管理者

睡眠不足的比例最高，为 18.59%；其次是中层管理者，为 15.23%；自由职业者和被管理者睡眠不足的比例分别为 12.87% 和 12.39%。

表 10 不同职业类别群体和工作职位群体的睡眠时长差异

单位：%

	7 小时以下	7~8 小时	8 小时以上	χ²
职业类别				
不工作群体	23.30	64.08	12.62	
专业技术人员	15.76	77.48	6.75	
蓝领工人	19.11	73.19	7.7	76.96 ***
普通白领	13.85	80.58	5.56	
管理层人员	18.48	76.16	5.36	
学生	10.24	73.23	16.54	
工作职位				
高层管理者	18.59	78.85	2.56	
中层管理者	15.23	79.03	5.74	18.94 **
被管理者	12.39	80.93	6.67	
自由职业者	12.87	81.85	5.28	

** $p < 0.01$，*** $p < 0.001$。

（四）回归分析

非参数检验和卡方检验可以确定不同职业类别群体和工作职位群体之间的睡眠差异，但两种检验方式并不能控制其他因素的干扰，比如不工作群体的睡眠质量自评较差有可能是因为年龄偏大。因此，本研究继续使用回归模型进行分析，以控制可能影响睡眠状况的潜在因素。由于调查的睡眠时长在 2~13 小时之间，因此睡眠时长虽然属于连续变量，但由于睡眠时长并不符合正态分布，因此 OLS 回归模型和计数模型都不满足其拟合条件。本研究将睡眠时长划分为 7 小时以下、7~8 小时以及 8 小时以上，采用多项 logit 模型对睡眠时长进行回归拟合，结果见表 11。在睡眠质量自评方面，非常差、不好、尚好和非常好四个选项之间存在序次关系，得分越高意味着睡眠质量自评越好，因此采用序次 logit 回归模型进行拟合，见表 12。

表 11 表明，各职业群体睡眠时长不足 7 小时的概率均大于学生，不过

睡眠时长长于 8 小时的发生概率与学生无统计学差异，本研究也对不同职业类别群体睡眠不足 7 小时的发生概率进行了比较，发现除了学生外，其余职业类别群体之间均不存在显著差异，这意味着除学生外，其余职业类别群体之间不存在睡眠时长差异；从工作职位看，与被管理者和自由职业者相比，高层管理者睡眠时长不足 7 小时的发生概率更大，但高层管理者和中层管理者之间没有显著差异。同时，中层管理者、被管理者和自由职业者睡眠时长超过 8 小时的发生概率也显著大于高层管理者。

表 11　不同职业类别群体和工作职位群体睡眠时长差异的多项 logit 模型分析

变量	7~8 小时			8 小时以上		
	系数	标准误	p 值	系数	标准误	p 值
工作职位						
中层管理者	0.251	0.200	0.21	0.999	0.445	< 0.05
被管理者	0.429	0.173	0.01	1.292	0.408	< 0.01
自由职业者	0.472	0.202	0.02	1.090	0.447	< 0.05
职业类别						
不工作群体	-0.901	0.368	0.01	-0.289	0.471	0.54
专业技术人员	-0.735	0.350	0.04	-0.525	0.457	0.25
蓝领工人	-0.650	0.341	0.06	-0.295	0.435	0.50
普通白领	-0.592	0.342	0.08	-0.602	0.439	0.17
管理层人员	-0.789	0.364	0.03	-0.523	0.497	0.29

注：因变量参照类别为睡眠不足 7 小时；工作职位参照项为高层管理者，职业类别参照项为学生；控制变量包括年龄、性别、婚姻状况、户口性质、收入、受教育程度和政治身份。

　　表 12 表明，各职业类别群体的睡眠质量自评得分均低于学生，学生的睡眠质量自评得分最高。本研究也对不同职业类别群体的睡眠质量自评做了对比，但与睡眠时长的结果一致，即除了学生外，其余职业类别群体的睡眠质量自评均没有统计显著性，这意味着除学生外，其余职业类别群体之间不存在睡眠质量自评差异；从工作职位看，与被管理者相比，高层管理者和中层管理者的睡眠质量自评得分更低，而且高层管理者的睡眠质量自评得分低于中层管理者。另外，自由职业者的睡眠质量自评得分也显著低于被管理者。

表 12　不同职业类别群体和工作职位群体睡眠质量自评差异的
序次 logit 回归模型分析

变量	系数	标准误	*p* 值
工作职位			
高层管理者	−0.264	0.135	<0.05
中层管理者	−0.207	0.120	0.08
自由职业者	−0.262	0.095	<0.05
职业类别			
不工作群体	−0.894	0.253	<0.01
专业技术人员	−1.126	0.228	<0.01
蓝领工人	−1.053	0.220	<0.01
普通白领	−1.000	0.220	<0.01
管理层人员	−0.919	0.242	<0.01
cut1	−6.884	0.293	<0.001
cut2	−4.275	0.261	<0.001
cut3	−0.774	0.254	<0.01

注：工作职位参照项为被管理者，职业类别参照项为学生；控制变量包括年龄、性别、婚姻状况、户口性质、收入、受教育程度和政治身份。

四　结论与讨论

职业类别和工作职位是影响睡眠的重要因素。本研究通过使用 2022 年中国社会心态调查的数据进行分析发现，不同职业群体的睡眠有一定的差异。首先，从睡眠时长看，学生的睡眠时长比其他职业类别群体长，且学生睡眠不足的比例最低。而且从回归分析结果看，学生发生睡眠不足的风险也显著低于其他职业类别群体。蓝领工人的睡眠时长比普通白领短，同时也比专业技术人员短，不过从回归分析结果看，除了学生外，其他职业类别群体之间的睡眠时长并没有显著的统计学差异；从工作职位看，工作职位越高，睡眠时长越短，高层管理者睡眠时长不足 7 小时的概率更大，中层管理者、被管理者和自由职业者的睡眠时长超过 8 小时的概率显著大于高层管理者。

从睡眠质量自评看，学生的睡眠质量自评最好，而蓝领工人的睡眠质量自评均值小于普通白领和管理层人员，不过从回归分析结果看，这种差异不具有统计显著性；从工作职位性质看，高层管理者和中层管理者的睡眠质量自评得分显著低于被管理者，同时自由职业者的睡眠质量自评得分也显著低于被管理者。

本研究表明，学生的睡眠时长是各职业类别群体中最长的，同时学生的睡眠质量自评也是各职业类别群体中最好的，这表明工作是影响睡眠的重要因素，因此有必要关注职场因素对个体睡眠造成的不利影响。此外，尽管在回归分析上没有统计显著性，但与普通白领、专业技术人员以及管理层人员相比，蓝领工人的睡眠质量更差，不工作群体最差，有必要对这两个群体的睡眠给予关注。

参考文献

贺静，2019，《不同身体练习方式对大学生睡眠质量的影响研究》，博士学位论文，华东师范大学。

盛小添、刘籽含、张西超、郭恒、笪姝、周诗怡，2018，《睡眠与工作：相互作用机制》，《心理科学进展》第 10 期。

张卫国、蒋宇斯、连大祥，2022，《收入、睡眠与劳动者时间分配》，《世界经济文汇》第 2 期。

Allen, R. P., Singer, H. S., Brown, J. E., et al. 1992. Sleep disorders in tourette syndrome: A primary or unrelated problem? *Pediatr Neurol*, 4: 275 – 280.

Barnes, C. M. 2012. Working in our sleep: Sleep and self-regulation in organizations. *Organizational Psychology Review*, 2: 234 – 257.

Watson, N. F., Badr, M. S., Belenky, G., et al. 2015. Recommended amount of sleep for a healthy adult: A joint consensus statement of the American academy of sleep medicine and sleep research society. *Sleep*, 6: 844 – 845.

Ⅲ
专题报告

中国睡眠医学及研究现状与未来发展展望

摘　要： 睡眠医学作为以睡眠疾病诊疗为主的一门新兴交叉学科已经形成并逐渐发展壮大。目前全国各地已经有 3000 多家医院成立了睡眠中心或睡眠实验室。进入 21 世纪以来，睡眠研究领域的立项水平和层次不断提升。睡眠医学研究已被列入国家重点基础研究发展计划（973 计划和国家科技重大专项及国家重点研发计划）。一些创新技术、创新方法的应用将进一步推动我国睡眠医学发展。本报告将针对睡眠医学学科建设的现状、面临的挑战做出分析，并展望国际睡眠医学研究的未来发展。

关键词： 睡眠医学　睡眠呼吸障碍　睡眠和昼夜节律

一　睡眠医学学科建设的现状及面临的挑战

人的一生大约有 1/3 的时间在睡眠中度过，像进食、饮水一样，睡眠也是人类不可或缺的基本生命活动之一。睡得好是健康的标志，而睡眠障碍则严重影响生活质量、降低工作效率甚至危及生命。随着现代生活节奏的加快及生活方式的改变，各种睡眠障碍性疾病日益成为突出的医疗及公共卫生问题，受到人们的关注。在 2014 年出版的《国际睡眠疾病分类第三版》中，睡眠疾病有 90 余种，其中最常见的如失眠、睡眠呼吸暂停低通气综合征在国人中的患病率均较高，一些少见的睡眠疾患如发作性睡病等也逐渐被认识。在国际上，经过 40 多年的发展，以睡眠疾病诊疗为主的一门新兴边缘交叉学科——睡眠医学——已经形成并逐渐发展壮大。

睡眠医学之所以作为一门交叉学科而独立于其他学科，是因为睡眠疾病具有特殊性，非传统以器官为依托的内科疾病划分及诊疗模式能够治疗的。

国际睡眠医学的发展呈现以下特点：（1）政府高度重视，全民认知度高。美国继 1996 年第一次发表国家睡眠研究战略之后，分别于 2003 年、2010 年、2021 年再次发表国家睡眠研究战略，指导睡眠研究的发展方向。（2）组织机构健全。1993 年美国国立卫生研究院的心肺血液病研究所下设国家睡眠障碍研究中心，负责该领域的研究、教育、临床等方面战略的制定。在美国睡眠协会的基础上，1999 年成立了美国睡眠医学会，制定相应的认证标准及执业规范。另外，还有许多专门的基金会支持科研及科普教育活动。在国际上，1987 年成立了国际睡眠研究会联盟，为适应临床睡眠医学发展的需要，2005 年又更名为国际睡眠研究及睡眠医学会联盟。为促进临床睡眠医学的国际交流，2004 年成立了世界睡眠医学联合会。世界睡眠联合会和世界睡眠医学协会于 2016 年联合成立世界睡眠学会（WSS）。亚洲睡眠研究会于 1994 年成立，亚洲睡眠医学会（ASSM）于 2014 年成立，至今已有 20 多个亚洲地区的睡眠研究会加入。中国睡眠研究会是发起国之一。（3）学术交流活跃。欧洲及美国每年均召开睡眠年会，以美国睡眠学会年会规模最大，参会人数最多时有万余人。世界睡眠学会年会每两年召开一次。（4）学术刊物种类及睡眠专著出版量增大。随着睡眠研究的深入及临床医学的发展，睡眠相关著作大量出版。除综合性学术刊物发表大量的睡眠研究相关论文外，睡眠专业期刊的种类迅速增加。据不完全统计，近年来出版的睡眠医学学术专著有 100 多种。（5）多学科协作，睡眠医学发展为独立学科。经过 40 多年的发展，睡眠医学逐渐成型，发展为独立的学科，主要表现在：第一，建立了独立的认证体系，特别是在美国，睡眠医师及技师资格考试已成为必需，2007 年出台了更为宽松的考试政策。第二，专业学会通过认证、制定诊断及治疗指南，形成了规范的诊疗体系。第三，制定了完整的继续教育及培训制度，美国胸科学会（ATS）还发表了有关呼吸科医师从事睡眠专业工作的培训及技能纲要。除专业学会的学术会议特设培训课程外，医学院均有专门课程作为学生必修课。第四，除睡眠中心外，某些有条件的医学院（如哈佛大学、宾夕法尼亚大学医学院）均已设立独立的睡眠医学科。美国胸科学会已经确立睡眠医学、传统的呼吸疾病和危重症为呼吸学科的三大支柱，不少大学医院的呼吸和危重症医学科已经更名为呼吸危重症和睡眠医学科。

我国的睡眠医学起步于 20 世纪 80 年代，同样起步于对睡眠呼吸障碍的诊疗。据初步统计，目前全国各地已经有 3000 多家医院成立了睡眠中心或睡眠实验室，分布在各大学教学医院、省市级医院及部分发达地区的县级医院。少数医院设立了独立的睡眠医学科。睡眠领域的科研工作也得到国家的大力支持。国家自然科学基金委员会等对睡眠医学领域的资助力度逐年加大，并将睡眠医学有关内容列入临床医学部独立学科项目。中国睡眠研究会作为中国科协的一级学会，成立于 1994 年，现有核心会员 4000 余人。中国医师协会也成立了睡眠医学专业委员会。中华医学会呼吸病学分会、神经病学分会、儿科学分会及中华口腔医学会等学术组织均成立了睡眠学组或协作组。

睡眠医学涉及多个学科，国外该领域的从业医师主要来源于家庭医生及呼吸科、神经内科、精神科、心理科、耳鼻喉科、口腔科等。近年来，随着睡眠医学的发展，家庭医生占认证睡眠医师的比例超过 10%，社区医院中的睡眠诊疗和管理服务能力大大提升，睡眠诊所在欧美等发达国家极为普遍。由于睡眠医学在国内尚未成为独立学科，在综合医院中缺少独立编制的专业医师和技术人员，开展睡眠管理和服务的社区医院及诊所寥寥无几。目前，国家已经将睡眠医学纳入专科医师认证及培训体系，北京大学率先制定了相关细则，在 2022 年首次招收睡眠医学专业的专科医师培训学员。在人才培养方面要注意以下几个方面：首先，在睡眠中心的人员配置方面要重视有呼吸医学背景的内科医师的参与；其次，睡眠医学人才培养方案中要重视呼吸中枢调控、上气道病理、睡眠呼吸暂停与生物医学工程知识；再次，睡眠中心要培养专门的技术人员，掌握无创通气治疗技术，并能够进一步拓展到危重症患者的治疗中；最后，通过开展睡眠呼吸暂停的家庭无创通气治疗，可以积累家庭医疗的经验，建立初步管理机制，为其他慢性疾病家庭医疗的开展提供借鉴，这是探索新型家庭医疗模式的一个好的切入点。

二 国际睡眠医学研究展望

进入 21 世纪以来，睡眠研究领域的立项水平和层次不断提升。睡眠领域的科研工作也得到了国家的大力支持，2009 年国家自然科学基金委员会医学科学部成立后，睡眠研究在多个领域被纳入独立支持体系，睡眠呼吸暂停被列入重点项目的资助范围。"十二五"国家科技支撑计划中，睡眠呼吸疾病也被列入支持范围。973 计划和国家科技重大专项及国家重点研发计划均支持睡眠研究的有关内容。一些创新技术、创新方法的应用将进一步推动我国睡眠医学发展。根据美国 2021 年发表的国家睡眠研究战略，睡眠医学及研究领域在未来几年内需要解决的重要问题涉及临床及基础研究的多个领域。

第一，识别睡眠和昼夜节律中的生物标志物，以判断病情的严重程度和治疗干预的有效性。

反映机体正常生理过程及疾病过程的分子和细胞生物学指标对于睡眠和昼夜节律的应用转化以及医疗和公共卫生的应用至关重要。应用客观的测评工具评估与睡眠不足和昼夜节律紊乱相关的基因组和临床异常程度，能够发现潜在的可干预的风险因素，预测睡眠和昼夜节律紊乱的疾病易感性，并提供治疗效果的有效评估手段。

有关生理和病理数据的相关分析表明，生理和心理健康与睡眠和昼夜节律功能之间存在密切关系。现有的计算技术旨在系统地探索这些参数，以获得睡眠或昼夜节律功能的指标，以及与情绪障碍和情绪失调相关的生物标志物。这需要结合多组学数据资源，包括代谢组学、表观基因组学、蛋白质和 RNA 表达模式。多组学数据资源的整合使得睡眠和昼夜节律生物标志物的开发成为可能，从而改善睡眠不足导致的相关风险。

第二，阐明睡眠和昼夜节律对免疫功能与机体微生态的意义。

炎症稳态和免疫反应与睡眠和昼夜节律密切相关。淋巴细胞、抗原提呈细胞等免疫细胞的数量和细胞因子的表达在睡眠时达到峰值，而在清醒时减少。机体的这种内稳态在睡眠和昼夜节律功能紊乱时无法维持，先天性免疫和适应性免疫会出现异常。机体抗感染能力降低、受损或损伤细胞不能被及时清除，抗炎平衡被破坏。睡眠和免疫之间也存在双向联系：炎症因子的释放有利于促进深度（慢波）睡眠，这对优化宿主防御功能至关重要。

随着 24 小时动态测量基因以及蛋白质活性技术的发展，研究人员目前可以非常详细地绘制昼夜节律图。理解正常生物过程中的多系统相互作用将使我们更准确地定义健康，并测量环境、病原体或早期疾病过程对健康的干扰。检测疾病早期异常的能力可以加速新疗法的产生，促进健康。

第三，阐明睡眠和昼夜节律与痴呆的病理生理及临床特征之间的关系，包括阿尔茨海默病和其他相关痴呆症。

睡眠和昼夜节律的变化通常会随着年龄的增长而变化。然而，研究发现，健康老年人与患神经退行性疾病的老年人的睡眠和昼夜节律的变化存在明显差异。在过去的十年里，一些开创性的研究将睡眠和昼夜节律与神经退行性疾病联系起来，并提供了令人信服的证据，强调了充足睡眠对大脑健康的重要性。脑胶质淋巴系统在睡眠时清除大脑中累积的代谢废物方面发挥了重要作用，睡眠不足、睡眠障碍和脑胶质淋巴系统之间亦有强烈关联，不仅在个体水平上表明睡眠在维持大脑健康方面的作用，而且证明了睡眠和昼夜节律在人口与社会学方面的影响。神经退行性疾病，如阿尔茨海默病和帕金森病，以及创伤性脑损伤都与睡眠和昼夜节律紊乱有关。更重要的是，这种双向关系存在的证据越来越多。神经退行性疾病不仅会影响睡眠，而且睡眠－觉醒和昼夜节律紊乱也会加剧神经退行性病变。

第四，识别嗜睡、疲劳感或睡眠冲动背后的神经生物学机制。

识别嗜睡、疲劳感或睡眠冲动背后的神经生物学机制，不仅对睡眠和昼夜节律科学，而且对其他领域都可能产生革命性的影响。新兴技术使更精确的大脑成像成为可能，再加上对睡眠剥夺、嗜睡和疲劳感的公共卫生学上的更深入的认识，有望为识别嗜睡、疲劳感或睡眠冲动背后的神经生物学机制提供新的方案。功能磁共振成像研究表明，睡眠和昼夜节律调节大脑区域的活动，这些区域是情绪调节、认知功能、对疼痛和疲劳的内感受的基础。内感受，指的是对内部世界的表征，包括有机体感知、解释、整合和调节内部信号的过程，与睡眠和疲劳密切相关。睡眠和内感受都与身心健康密切相关，在每种内感受模式（例如，热感受、痛觉、内脏感觉和对这些感觉的主观感受）中，睡眠和感觉过程之间都有复杂的动态关系。更好地了解这些相互关系可以促进慢性疼痛、失眠与其他睡眠和精神障碍的管理。此外，识别疲劳作为许多不同疾病症状的潜在原因，以及睡眠和昼夜节律机制在这些疾病中的作用，也非常重要。心理机制和文化因素也会影响感知，探索它们对嗜睡、疲劳感或睡眠冲动的影响同样重要，也应予以考虑。

第五，改进时间疗法来预防和治疗慢性疾病。

生物节律对机体细胞、分子和应激系统的广泛影响表明，进一步了解生物节律有助于治疗慢性疾病，包括肥胖、心血管疾病、代谢和呼吸疾病、癌症、类风湿关节炎和精神障碍。应用所获得的资料来改进时间疗法，例如根据昼夜节律调整治疗时间，可以提高疗效。研究表明，哮喘、高血压、癌症和心血管疾病等的药物治疗效果的好坏，取决于给药的时间。例如，对中枢神经系统疾病更好的药物治疗可能是在考虑血脑屏障的昼夜节律调节如何影响其渗透性的基础上进行的。此外，纠正紊乱的昼夜节律，例如通过使用睡眠限制疗法和光疗法实现相位延迟，可能是治疗精神障碍的重要组成部分，包括季节性情感障碍和围产期抑郁症。根据昼夜节律谱优化给药时间可以最大限度地提高疗效，最小化毒性或副作用。这种应用可能会带来范式的转变，以预防或治疗重大疾病。

第六，开发工具/方法，用于早期预测、检测与治疗儿童的睡眠不足以及睡眠和昼夜节律紊乱，以促进终身健康并预防疾病。

睡眠对儿童的发育与日常功能的实现至关重要，并影响其健康轨迹。儿童睡眠不足的影响可能会持续到成年，这对健康和生活质量有广泛的影响。睡眠不足和昼夜节律异常的表观遗传和代谢谱的变化可能在整个生命周期中持续存在，这提供了一个机制基础。此外，母体睡眠不足与后代肥胖增加有关，出生后神经发育、情绪调节、代谢和心脏风险的改变也与儿童睡眠不足有关。在所有年龄段中，睡眠不足和未经治疗的睡眠障碍均可导致血压升高、动脉粥样硬化症和心脏代谢疾病的发生。

家庭环境与睡眠不足有关联。低收入家庭的儿童和发育迟缓的 3~6 岁儿童的睡眠尤其少，从而导致健康差异，出现预后不良。越来越多的研究表明，家庭和社区层面的环境因素也会改变儿童的睡眠。社会脆弱性、社区层面外部压力源对健康的负面影响，以及不良的童年经历，即 18 岁之前经历过压力或创伤性生活事件，都与成年后的睡眠障碍有关。调查生命早期睡眠和昼夜节律紊乱的影响，及其如何影响疾病和整个生命周期的健康轨迹，有助于确定早期预防疾病的手段。

第七，测量手段和数据的标准化，并进一步展示如何通过医疗保健系统中的数据科学方法实现对睡眠和昼夜节律障碍的高质量护理。

人工智能（AI）在医疗保健领域中的应用越来越广泛。利用大数据分析的方法整合多个来源（EHR 队列、临床研究、智能手机和可穿戴设备等）的复杂信息，可以增进我们对睡眠和昼夜节律紊乱的理解。但重要的是，这一方法还可以提供有关这些疾病流行情况的信息，协助个性化治疗，改善资源分配状况，并为医疗保健政策的制定提供信息。人工智能方法可以用于更好地理解卫生保健不平衡的原因，以及睡眠和昼夜节律障碍。然而，一个重大的挑战是大数据缺乏不同人群的代表性。由于创新通常不是通过健康公平的视角进行的，因此研究界在创建任何方法时都必须考虑到这一点。认识到公共资助的研究项目中信息管理和数据共享实践的重要性，美国国立卫生研究院出台了旨在提高科学数据透明度、再现性和可用性的更广泛的政策。

第八，将基于组学的方法嵌入现实世界的医疗保健中，以促进睡眠和昼夜节律障碍的个性化治疗，提高治愈率。

个性化医疗及其具有挑战性的任务，是利用患者级别的数据来完善（或个性化）从诊断和治疗到监测的医疗策略，这也是医学研究中的一个重要目标。实现个性化医疗的一条途径是通过基于组学的方法，也就是说，利用各种方法和工具来研究生物体中不同分子的结构、功能、活动和相互作用。

通过结合多种组学方法和人工智能平台，已经实现了技术突破，并具有提供个性化医疗的可能性。在适应性医疗保健系统中，通过日常学习和评估不断改善护理策略的研究方法可以改善医疗保健服务：不仅在睡眠和昼夜节律医学领域，而且在其他医疗领域。此外，在正常的临床工作流程中，包括生物样本的收集和时间标记，可以为睡眠和昼夜节律的精确医学奠定基础。

第九，确定以人为本的方法，以增进对睡眠和昼夜节律的认识，并促进健康的睡眠行为，以利于公共健康和安全。

需要以人为公共卫生保健的中心，以便让全部人群充分获得初级和二级预防、治疗与治愈。这种以人为本的方法很重要。农村人口、儿童、老年人、残疾人和其他服务不足的群体所面临的功能障碍限制了其使用医疗保健系统的能力。

可持续发展问题仍然是促进卫生公平工作的一个重点，可以通过社区参与和以人为本的方法有效解决。此外，疾病晚期护理与延迟护理产生的大量成本可以通过以人为本或社区驱动的方法转移到预防性疾病模式上进而降低成本。创新的教育方法，以及类似于美国国立卫生研究院社区参与联盟（CEAL）的信息传递方法，可能是将睡眠和昼夜节律的科学信息传递给不同学科和人群的有效策略。在实施以人为本的策略时，采用认知建模的方法也很重要。

生活压力对睡眠时长和睡眠质量的影响

　　摘　要：社会的快速发展对人们的适应性提出了更高的要求，也给人们的生产和生活带来了更多压力，压力的增加同时也对睡眠状况造成了影响。本研究基于中国社会科学院社会学研究所于 2022 年开展的中国民众疫情下社会心态调查数据 B 卷，分析了民众面临的生活压力、睡眠时长和睡眠质量的现状以及生活压力对睡眠时长和睡眠质量的影响。研究结果显示：物价压力和收入压力是受访者面临的两大主要生活压力；女性在各个方面的生活压力普遍高于男性；30 岁以下的受访者、生活在城市中心区以外的受访者的生活压力相对较大；自己或家庭收入压力和工作或学习压力能显著负向预测睡眠质量。因此，要改善民众的睡眠状况、促进睡眠平等和健康平等，一方面要稳定物价，提高民众的收入水平，另一方面要降低民众的工作或学习压力，这将是一项长期而又艰巨的系统工程。

　　关键词：生活压力　睡眠时长　睡眠质量　睡眠状况

一　引言

　　睡眠是有机体与生俱来的周期性的静息生理现象，是维系人类健康的保证。良好的睡眠不仅能保护大脑皮层细胞，使其能量得到补充，也能调节身体的兴奋程度、平衡活动状态；良好的睡眠可以消除疲劳、缓解各种不良反应，同时也可以提高身体免疫力，从而提高个体的认知和接受能力，改善精神及心理状况。随着现代社会生活节奏的加快及工作压力、生活压力的加大，睡眠问题已影响到人们的身心健康及生活质量。长期睡眠障碍不仅会影响人体代谢和内分泌系统功能，还会使个体的社会活动效率降低，甚至会导致个体的幸福感和生活质量下降。因此，提高睡眠质量不仅有利于提高社会分工效率，也有助于促进个体的身心健康，提高个体的生活满意度。

睡眠质量被定义为个人对睡眠体验的总体满意度，其主要组成部分是睡眠量、睡眠连续性和醒来时的恢复活力感觉。睡眠时间被认为是睡眠质量的重要影响因素。《2018 中国睡眠质量调查报告》显示，83.81% 的被调查者经常受到睡眠问题困扰，这表明睡眠问题正在逐步演化为一个社会问题[①]。中国社会科学院社会学研究所发布的《中国睡眠研究报告 2022》（王俊秀等，2022）对 2010～2018 年中国居民的睡眠状况进行的追踪分析发现：2010～2018 年中国居民每天平均睡眠时长逐年缩短，睡眠质量下降。同时，研究报告发现，民众每天平均睡眠时长为 7.06 小时，处于世界睡眠协会建议的"成人每日平均睡眠时间要达到 7～8 小时"的下限。《健康中国行动（2019～2030 年）》提倡，成人每日平均睡眠时间要达到 7～8 小时；除了平均睡眠时长，睡眠的规律和质量也很重要。由此可见，提高睡眠质量已然成为一项艰巨而又长期的工作，享受好的睡眠不仅仅是有钱又有闲的人的"特权"，也是构建"全民健康"社会和实现"全民共同富裕"的应有之义。

但社会的快速发展对人们的适应性提出了更高的要求，也给人们的生产和生活带来了更多的压力。研究压力与睡眠质量的关系是我国心理学服务并改善民生的重要任务，所以两者间关系机制的研究越来越受到心理学和医学领域的关注（严由伟等，2010）。周喆林等（2022）发现研究生知觉压力通过降低睡眠质量对心理健康产生不良影响，且社会支持在其中发挥调节作用。何凯等（2022）探究了高校辅导员的睡眠质量及相关影响因素，结果发现，高校辅导员的失眠检出率较高，且工作和家庭冲突及职业压力是高校辅导员睡眠出现问题的风险性因素。刘婷、张卫（2021）通过建立结构方程模型发现，抑郁症状是压力性生活事件与青少年睡眠问题关联的一种中介机制，而情绪调节缓冲了压力性生活事件对抑郁症状的负面影响。王琪等（2021）的研究发现，医护人员的压力应激与睡眠质量密切相关，压力应激、焦虑、抑郁对睡眠质量起到负向预测作用，其中社会支持尤其是对社会支持

---

① 《〈中国睡眠质量调查报告〉发布》，https://www.chinanews.com/jk/2019/03 – 18/8782723. shtml，最后访问日期：2023 年 1 月 5 日。

的利用度对睡眠质量起着正向中介作用。由此可见，目前关于压力与睡眠关系的探讨更多地聚焦于个体的生理和心理层面或特定群体（如青少年、大学生、老年人、组织员工等），多采用《压力知觉量表》或《职业压力量表》进行压力测量，而对社会生活层面的各种压力的研究相对较少。Vahtera 等（2007）通过为期五年的队列研究发现，在四种类型的事件（家庭成员死亡或患病、离婚、经济困难和暴力）中，只有经济困难与睡眠问题相关。此外，一项针对中国大学生的横断面研究发现，在跨越家庭、工作和学习、社会交往和经济的生活事件中，只有与工作和学习有关的生活事件与睡眠质量差有关（陈玲丽、刘文，2008）。有研究表明工作压力（Gosling et al.，2014）和工作不满（Kim et al.，2016）与员工的睡眠质量有关。还有研究（Li et al.，2021）探讨了中国公务员的应激性生活事件和睡眠质量之间的关系，发现只有在20~35岁的公务员中，与经济相关的生活事件与睡眠质量差有关，此外，累积生活事件、负生活事件和几个特定事件（如工作压力、工作不满、怀孕或妻子怀孕、与家人关系不良等）与公务员睡眠质量差显著相关。这些研究对社会生活层面的压力有所涉及，但并不全面。因此，本研究尝试从社会学角度出发，将与民众的衣食住行相关的生活压力分为住房、交通、医疗、自己或家庭收入、赡养老人、子女教育、自己或家人的健康、家庭成员关系、邻里/同学/同事关系、婚姻/恋爱、工作或学习、自己或家人就业和物价 13 个方面，探究这些社会性生活压力与民众睡眠时长以及睡眠质量自评的关系，丰富关于睡眠质量与压力关系的社会性研究，以便有针对性地实施干预，打破睡眠不平等怪圈，进而促进全民健康。

二　研究方法

（一）数据来源

本研究所用数据来源于中国社会科学院社会学研究所于 2022 年开展的中国民众疫情下社会心态调查 B 卷。本研究仅使用通过该网络问卷 App 内部链接（即注册用户）填写的问卷数据，有效样本量为 2908，年龄在 18~69 岁，平均年龄为 31.79±8.06 岁，各人口学变量情况见表 1。

表 1 样本特征（N = 2908）

单位：人，%

变量		N	占比
性别	男	1277	43.91
	女	1631	56.09
年龄	20 岁及以下	152	5.23
	21~30 岁	1266	43.54
	31~40 岁	1120	38.51
	41~50 岁	298	10.25
	51~60 岁	60	2.06
	60 岁以上	12	0.41
受教育程度	初中及以下	16	0.55
	高中	137	4.71
	大专	418	14.37
	本科	2120	72.90
	研究生	217	7.46
婚姻状况（N = 2894）	未婚	904	31.24
	初婚有配偶	1806	62.40
	再婚有配偶	71	2.45
	离婚	28	0.97
	丧偶	7	0.24
	同居	78	2.70
居住地	市/县城的中心城区	2099	72.18
	市/县城的边缘城区	576	19.81
	市/县城的城乡结合部	131	4.50
	市/县城区以外的镇/农村	102	3.51
个人月收入	1000 元及以下	74	2.54
	1000~3000 元	173	5.95
	3000~5000 元	351	12.07
	5000~7000 元	570	19.60
	7000~10000 元	659	22.66
	1 万~1.5 万元	515	17.71
	1.5 万~3 万元	238	8.18

变量		N	占比
个人月收入	3 万 ~ 5 万元	107	3.68
	5 万 ~ 10 万元	110	3.78
	10 万元以上	111	3.82
家庭月收入	2000 元及以下	14	0.48
	2000 ~ 6000 元	85	2.92
	6000 ~ 10000 元	295	10.14
	1 万 ~ 1.5 万元	520	17.88
	1.5 万 ~ 3 万元	876	30.12
	3 万 ~ 4.5 万元	339	11.66
	4.5 万 ~ 6 万元	174	5.98
	6 万 ~ 10 万元	187	6.43
	10 万元以上	418	14.37
主观社会阶层	下层	237	8.15
	中下层	777	26.72
	中层	1388	47.73
	中上层	453	15.58
	上层	53	1.82

（二）研究变量与数据统计

1. 生活压力

通过"就您个人生活来说，在以下方面的问题严重吗"这个问题，询问受访者在住房、交通、医疗、自己或家庭收入、赡养老人、子女教育、自己或家人的健康、家庭成员关系、邻里/同学/同事关系、婚姻/恋爱、工作或学习、自己或家人就业和物价 13 个方面的生活压力程度。其中，1 = "非常不严重"，2 = "不严重"，3 = "不太严重"，4 = "一般"，5 = "比较严重"，6 = "严重"，7 = "非常严重"，生活压力的这 13 个方面的得分均在 1 ~ 7 分之间，得分越高，表明该方面的压力越大。

2. 睡眠时长与睡眠质量自评

通过"过去一个月，您每晚实际睡眠的时间有多少"这个问题，询问受访者的睡眠时长，睡眠时长在 0 ~ 24 小时之间；通过"过去一个月，您的总体睡眠质量如何"这个问题，询问受访者的睡眠质量自评，并在四点量表中做出选择。其中，1 = "非常好"，2 = "尚好"，3 = "不好"，4 = "非常差"，得分越高，表明睡眠质量越差。

3. 数据统计

本研究采用 SPSS 26.0 对调查数据进行分析，采用描述性统计对受访者的生活压力情况、睡眠时长与睡眠质量自评进行分析；采用独立样本 *t* 检验、单因素方差分析等差异检验方法考察不同人口学变量下受访者的生活压力、睡眠时长与睡眠质量自评的差异；采用相关分析、分层回归分析、二元 logistic 回归分析生活压力对睡眠时长的影响和生活压力对睡眠质量自评的预测作用等。本研究的最低显著性水平为 $p < 0.05$。

三 研究结果

（一）现状分析

1. 生活压力现状

在 13 个方面的生活压力中，物价压力得分最高，平均为 4.31 ± 1.45 分；其次是自己或家庭收入压力得分，平均为 4.07 ± 1.57 分。家庭成员关系压力得分最低，平均为 3.17 ± 1.49 分；其次是邻里/同学/同事关系，平均为 3.22 ± 1.38 分，详见图 1。此外，为了更加简洁地展现受访者的生活压力情况，在描述现状时将原始数据中的"非常不严重"、"不严重"和"不太严重"合并为"不严重"，将"比较严重"、"严重"和"非常严重"合并为"严重"。其中，48.62% 的受访者认为物价压力严重，39.89% 的受访者认为自己或家庭收入的压力严重，39.31% 的受访者认为工作或学习压力严重，37.14% 的受访者认为自己或家人就业的压力严重，34.43% 的受访者认为子女教育的压力严重，33.46% 的受访者认为医疗压力严重；相反，受访者认为在家庭成员关系（55.74%）、邻里/同学/同事关系（54.75%）、婚姻/恋爱（54.02%）、自己或家人的健康（48.11%）、住房（47.76%）方面的生活压力并不严重，详见图 2。

2. 睡眠时长现状

受访者的每晚平均睡眠时长为 7.35 ± 1.04 小时，达到世界睡眠协会建议的"成人每日平均睡眠时间要达到 7~8 小时"，这表明中国民众的睡

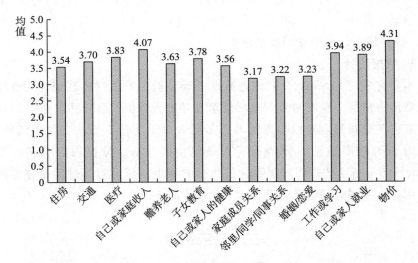

图 1　13 个方面生活压力的得分情况

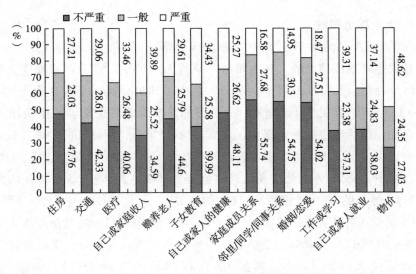

图 2　13 个方面生活压力的严重情况

眠时长比较合适。其中，39.72%的受访者的每晚平均睡眠时长为 7 小时，34.63%的受访者的每晚平均睡眠时长为 6 小时，89.72%的受访者每晚平均睡眠时长在 5～7 小时之间，详见图 3。

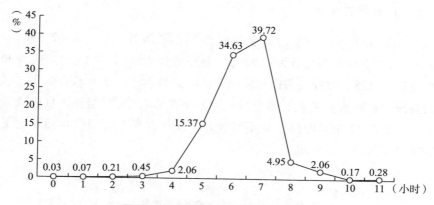

图 3　受访者每晚平均睡眠时长情况

3. 睡眠质量现状

受访者的睡眠质量自评平均分为 2.10±0.65 分，在"尚好"（2.00）和"不好"（3.00）之间，总体偏"尚好"。其中，睡眠质量自评不好（包括"不好"和"非常差"）的受访者占比为 20.88%，睡眠质量自评好（包括"尚好"和"非常好"）的受访者占比为 79.13%，详见图 4。

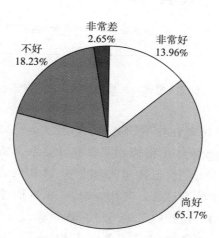

图 4　受访者睡眠质量自评情况

（二）差异性分析

在工作或学习压力上，男性与女性存在显著差异（$t = -2.998$，$p < 0.01$），其中女性的平均分为 4.02 分，显著高于男性（3.84 分）；男性和女性在住房、交通、医疗、自己或家庭收入、赡养老人、子女教育、自己或家人的健康、家庭成员关系、邻里/同学/同事关系、婚姻/恋爱、自己或家人就业和物价这 12 个方面的差异不显著。但女性在各个方面的生活压力平均分普遍高于男性。详见图 5。

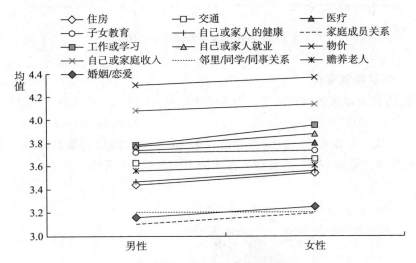

图 5　男性与女性的生活压力差异

不同年龄段的受访者在住房、交通、医疗、自己或家庭收入、赡养老人、子女教育、自己或家人的健康、家庭成员关系、邻里/同学/同事关系、婚姻/恋爱、工作或学习、自己或家人就业这 12 个方面的生活压力差异显著，但在物价方面差异不显著。其中，21～30 岁的受访者在住房（3.74分）、交通（3.84分）、医疗（3.96分）、赡养老人（3.77分）、自己或家人的健康（3.73分）、家庭成员关系（3.32分）、邻里/同学/同事关系（3.34分）、婚姻/恋爱（3.45分）上的压力平均分均最高；20 岁及以下的受访者在自己或家庭收入（4.25分）、子女教育（3.84分）、工作或学习（4.17分）、自己或家人就业（4.09分）上的压力平均分均最高；51～60 岁的受访者在住房（2.93 分）、交通（3.18 分）、医疗（3.30 分）、赡养老人（3.05 分）、自己或家人的健康（3.18 分）、邻里/同学/同事关系（2.82 分）、自己或家人就业（3.32 分）上的压力平均分均最低；而 60 岁以上的受访者在自己或家庭收入（3.50 分）、子女教育（3.08 分）、家庭成员关系（2.58 分）、婚姻/恋爱（2.33 分）、工作或学习（3.42 分）上的压力平均分均最低。由此可见，30 岁及以下受访者的生活压力平均分在多个方面高于50 岁以上的受访者。详见图 6。

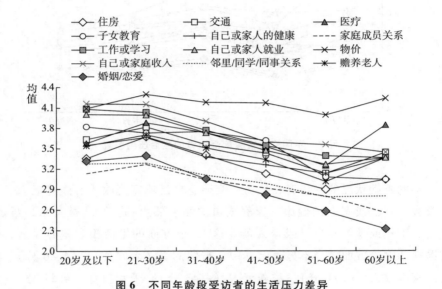

图 6　不同年龄段受访者的生活压力差异

不同受教育程度的受访者在自己或家庭收入、赡养老人、自己或家人的健康、工作或学习、自己或家人就业这 5 个方面的生活压力差异显著，但在住房、交通、医疗、子女教育、家庭成员关系、邻里/同学/同事关系、婚姻/恋爱、物价这 8 个方面的生活压力差异不显著。其中，初中及以下受教育程度的受访者在自己或家庭收入（4.56 分）、赡养老人（3.94 分）、工作或学习（4.75 分）上的压力平均分均最高；而大专学历的受访者在自己或家人的健康（3.77 分）、自己或家人就业（4.12 分）上的压力平均分均最高；研究生学历的受访者在自己或家庭收入（3.82 分）、自己或家人就业（3.76 分）、工作或学习（3.83 分）上的压力平均分均最低；而高中受教育程度的受访者在赡养老人（3.48 分）、自己或家人的健康（3.38 分）、工作或学习（3.83 分）上的压力平均分均最低。详见图 7。

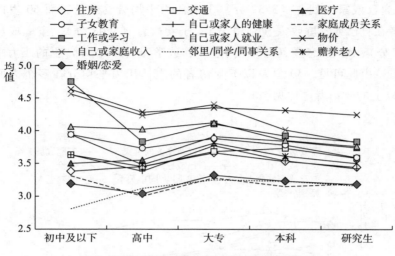

图7 不同受教育程度受访者的生活压力差异

不同婚姻状况的受访者在住房、交通、自己或家庭收入、赡养老人、子女教育、自己或家人的健康、家庭成员关系、邻里/同学/同事关系、婚姻/恋爱、工作或学习、自己或家人就业这 11 个方面的生活压力差异显著，但在医疗和物价方面差异不显著。其中，丧偶的受访者在住房（4.86 分）、自己或家庭收入（4.71 分）、赡养老人（4.43 分）、子女教育（4.57 分）、自己或家人的健康（4.29 分）、家庭成员关系（4.57 分）、邻里/同学/同事关系（3.57 分）、婚姻/恋爱（4.29 分）、工作或学习（4.57 分）、自己或家人就业（5.00 分）上的压力平均分均最高；同居的受访者在交通（4.01 分）上的压力平均分最高；再婚有配偶的受访者在住房（3.44 分）、自己或家庭收入（3.82 分）、工作或学习（3.73 分）上的压力平均分均最低；离婚的受访者在交通（3.50 分）上的压力平均分最低；初婚有配偶的受访者在赡养老人（3.56 分）、自己或家人的健康（3.47 分）、邻里/同学/同事关系（3.13 分）、婚姻/恋爱（3.01 分）、自己或家人就业（3.75 分）上的压力平均分均最低；同居的受访者在子女教育（3.63 分）、家庭成员关系（3.05分）上的压力平均分均最低。此外，虽然不同婚姻状况的受访者在物价压力方面的差异并不显著，但可以明显发现，丧偶的受访者的物价压力相对最大，平均分为 5.00 分，远高于其他婚姻状况的受访者。详见图 8。

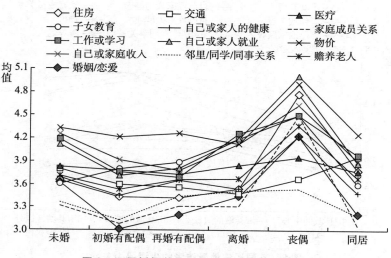

图8　不同婚姻状况受访者的生活压力差异

不同居住地的受访者在住房、交通、医疗、自己或家庭收入、赡养老人、自己或家人的健康、家庭成员关系、邻里/同学/同事关系、婚姻/恋爱、工作或学习、自己或家人就业、物价这 12 个方面的生活压力差异显著，但在子女教育方面差异不显著。其中，居住在市/县城的城乡结合部的受访者在住房（3.98 分）、交通（3.93 分）、医疗（4.20 分）、赡养老人（3.80分）、自己或家人的健康（3.69 分）、家庭成员关系（3.56 分）、婚姻/恋爱（3.55 分）、工作或学习（4.45 分）、自己或家人就业（4.52 分）、物价（4.53 分）上的压力平均分均最高；居住在市/县城区以外的镇/农村的受访者在自己或家庭收入（4.58 分）、赡养老人（3.80 分）、邻里/同学/同事关系（3.52 分）上的压力平均分均最高；居住在市/县城的中心城区的受访者在住房（3.46 分）、交通（3.64 分）、自己或家庭收入（3.97 分）、赡养老人（3.57 分）、自己或家人的健康（3.50 分）、家庭成员关系（3.12 分）、邻里/同学/同事关系（3.17 分）、婚姻/恋爱（3.18 分）、工作或学习（3.86 分）、自己或家人就业（3.79 分）、物价（4.26 分）上的压力平均分均最低；居住在市/县城区以外的镇/农村的受访者在医疗（3.75 分）上的压力平均分均最低。详见图 9。

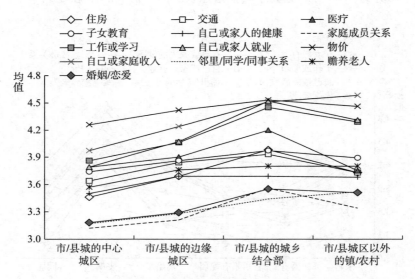

图9　不同居住地受访者的生活压力差异

　　不同个人月收入的受访者在住房、交通、医疗、自己或家庭收入、赡养老人、子女教育、自己或家人的健康、家庭成员关系、邻里/同学/同事关系、婚姻/恋爱、工作或学习、自己或家人就业、物价这13个方面的生活压力的差异均显著。其中，个人月收入在1000元及以下的受访者在自己或家庭收入（4.62分）上的压力平均分最高；个人月收入在1000~3000元的受访者在自己或家人的健康（3.79分）、邻里/同学/同事关系（3.42分）、工作或学习（4.51分）、自己或家人就业（4.53分）、物价（4.51分）上的压力平均分均最高；个人月收入在3万~5万元的受访者在住房（4.02分）、交通（3.93分）、医疗（4.13分）、赡养老人（3.99分）、子女教育（4.02分）、家庭成员关系（3.50分）、婚姻/恋爱（3.65分）上的压力平均分均最高；个人月收入在10万元以上的受访者在住房（3.34分）、交通（3.68分）、医疗（3.57分）、自己或家庭收入（3.61分）、赡养老人（3.47分）、自己或家人的健康（3.31分）、家庭成员关系（3.04分）、邻里/同学/同事关系（3.13分）、婚姻/恋爱（2.91分）、工作或学习（3.76分）、自己或家人就业（3.50分）、物价（4.10）上的压力平均分均最低；个人月收入在1000元及以下的受访者在子女教育（3.66分）上的压力平均分最低。详见图10。

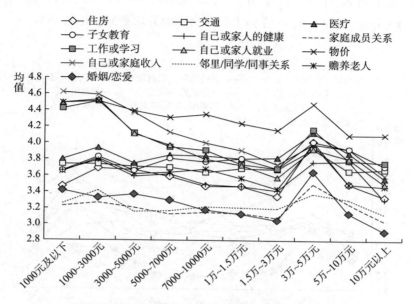

图10 不同个人月收入受访者的生活压力差异

　　不同家庭月收入的受访者在住房、交通、医疗、自己或家庭收入、赡养老人、子女教育、自己或家人的健康、家庭成员关系、邻里/同学/同事关系、婚姻/恋爱、工作或学习、自己或家人就业这12个方面的生活压力差异显著，但在物价方面差异不显著。其中，家庭月收入在2000元及以下的受访者在住房（4.07分）、工作或学习（4.57分）、自己或家人就业（4.64分）上的压力平均分均最高；家庭月收入在2000～6000元的受访者在自己或家庭收入（4.93分）、婚姻/恋爱（3.72分）、物价（4.65）上的压力平均分均最高；家庭月收入在4.5万～6万元的受访者在医疗（4.17分）、家庭成员关系（3.47分）、邻里/同学/同事关系（3.53分）上的压力平均分均最高；家庭月收入在6万～10万元的受访者在交通（4.00分）、赡养老人（4.05分）、子女教育（4.17分）、自己或家人的健康（4.02分）上的压力平均分均最高；家庭月收入在2000元及以下的受访者在住房（3.50分）、交通（3.64分）、子女教育（3.57分）、自己或家人的健康（3.43分）上的压力平均分均最低；家庭月收入在1万～1.5万元的受访者在家庭成员关系（3.02分）、邻里/同学/同事关系（3.12分）上的压力平均分均最低；而家庭月收入在10万元以上的受访者在自己或家庭收入（3.81分）、赡养老人

（3.51 分）、婚姻/恋爱（3.12 分）、工作或学习（3.77 分）、自己或家人就业（3.65 分）、物价（4.16 分）上的压力平均分均最低。详见图 11。

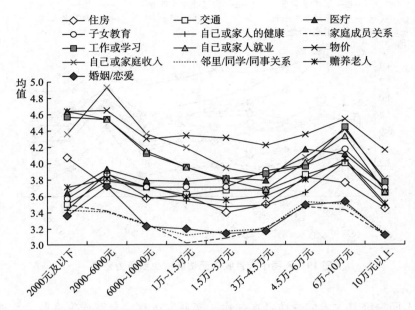

图 11 不同家庭月收入受访者的生活压力差异

不同主观社会阶层的受访者在住房、交通、医疗、自己或家庭收入、赡养老人、子女教育、自己或家人的健康、家庭成员关系、邻里/同学/同事关系、婚姻/恋爱、工作或学习、自己或家人就业、物价这 13 个方面的生活压力差异均显著。其中，上层的受访者在交通（3.96 分）、子女教育（4.08 分）、家庭成员关系（3.79 分）、邻里/同学/同事关系（3.75 分）、婚姻/恋爱（3.79 分）上的压力平均分均最高；下层的受访者在住房（4.08 分）、医疗（4.13 分）、自己或家庭收入（4.92 分）、赡养老人（4.21 分）、自己或家人的健康（3.95 分）、工作或学习（4.53 分）、自己或家人就业（4.69 分）、物价（4.74 分）上的压力平均分均最高；中上层的受访者在住房（3.31 分）、医疗（3.69 分）、自己或家庭收入（3.74 分）、自己或家人的健康（3.41 分）、婚姻/恋爱（3.04 分）、工作或学习（3.69 分）、自己或家人就业（3.57 分）、物价（4.06 分）上的压力平均分均最低；中层的受访者在交通（3.61 分）、赡养老人（3.48 分）、子女教育（3.70 分）、家庭成员关系（3.07 分）、邻里/同学/同事关系（3.14 分）上的压力平均分均最低。
详见图 12。

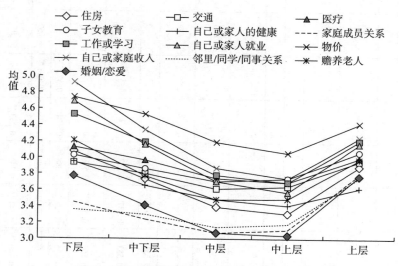

图 12　不同主观社会阶层受访者的生活压力差异

（三）生活压力与睡眠时长和睡眠质量自评的相关关系

通过对生活压力与睡眠时长和睡眠质量自评进行相关分析（见表 2），可以发现：从变量整体的相关性来看，三者两两之间均存在显著的相关关系，但睡眠时长与生活压力和睡眠质量自评均呈现负相关关系。为了明确在排除其他因素干扰的情况下生活压力对睡眠时长和睡眠质量自评的影响，笔者做了控制变量后的回归分析。

（四）回归分析

1. 生活压力对睡眠时长的回归分析

本研究控制了性别、年龄、受教育程度、婚姻状况、居住地等人口学变量的影响，分析了住房、交通、医疗等 13 个方面的生活压力对睡眠时长的影响。以上述人口学变量为控制变量，以 13 个方面的生活压力为自变量，以睡眠时长为因变量，进行分层回归分析，自变量依次进入控制模型，通过分析增加变量后 R^2 的变化来判定该变量是否和因变量独立相关及其相关程

表 2 生活压力与睡眠时长和睡眠质量自评的关系

	1	2	3	4	5	6	7	8	9	10	11	12	13	14	15
住房	1														
交通	0.571***	1													
医疗	0.616***	0.649**	1												
自己或家庭收入	0.629***	0.567***	0.637**	1											
赡养老人	0.648***	0.572***	0.661**	0.651**	1										
子女教育	0.546***	0.560***	0.624**	0.577**	0.641**	1									
自己或家人的健康	0.575***	0.578***	0.662**	0.614**	0.668**	0.605**	1								
家庭成员关系	0.543***	0.482***	0.498**	0.492**	0.552**	0.470**	0.539**	1							
邻里/同学/同事关系	0.520***	0.499***	0.515**	0.473**	0.545**	0.461**	0.522**	0.708**	1						
婚姻/恋爱	0.518***	0.461***	0.459**	0.476**	0.520**	0.414**	0.476**	0.651**	0.617**	1					
工作或学习	0.542***	0.538***	0.586**	0.668**	0.567**	0.550**	0.549**	0.553**	0.531**	0.532**	1				
自己或家人就业	0.575***	0.526***	0.566**	0.721**	0.595**	0.507**	0.546**	0.566**	0.558**	0.568**	0.740**	1			
物价	0.437***	0.519***	0.556**	0.563**	0.488**	0.485**	0.474**	0.415**	0.427**	0.388**	0.624**	0.575**	1		
睡眠时长	-0.072*	-0.070***	-0.054*	-0.070***	-0.066**	-0.053**	-0.057**	-0.069**	-0.043**	-0.064**	-0.056**	-0.071**	-0.069***	1	
睡眠质量自评	0.176***	0.155**	0.175**	0.240**	0.194**	0.142**	0.174**	0.146**	0.141**	0.143**	0.233**	0.242**	0.195**	-0.344**	1

* $p < 0.05$, ** $p < 0.01$, *** $p < 0.001$。

度。具体操作为：第一层纳入性别、年龄、受教育程度、婚姻状况、居住地等人口学变量作为控制变量，其中男性、初中及以下、未婚、居住在市/县城的中心城区等为参照组；第二层纳入住房、交通、医疗等 13 个方面的生活压力作为自变量。每层变量采用全部进入的方式，结果如表 3 所示。

表 3　生活压力对睡眠时长的回归分析结果

变量		模型 1		模型 2	
		β	p	β	p
性别（男 = 0）	女	0.037	0.044	0.039	0.033
年龄		− 0.161	0.000	− 0.167	0.000
受教育程度（初中及以下 = 0）	高中	− 0.008	0.889	− 0.010	0.851
	大专	− 0.052	0.559	− 0.050	0.567
	本科	− 0.085	0.440	− 0.085	0.442
	研究生	− 0.114	0.092	− 0.114	0.091
婚姻状况（未婚 = 0）	初婚有配偶	0.049	0.044	0.045	0.071
	再婚有配偶	0.039	0.049	0.039	0.046
	离婚	− 0.023	0.226	− 0.024	0.209
	丧偶	0.010	0.588	0.015	0.429
	同居	0.022	0.247	0.023	0.238
居住地（市/县城的中心城区 = 0）	市/县城的边缘城区	0.007	0.720	0.010	0.582
	市/县城的城乡结合部	− 0.011	0.575	− 0.007	0.726
	市/县城区以外的镇/农村	0.019	0.305	0.020	0.281
个人月收入		0.054	0.033	0.056	0.029
家庭月收入		0.012	0.605	0.014	0.544
主观社会阶层		0.119	0.000	0.111	0.000
住房				− 0.028	0.302
交通				− 0.041	0.121
医疗				0.021	0.491
自己或家庭收入				0.003	0.917
赡养老人				− 0.008	0.799
子女教育				− 0.009	0.730
自己或家人的健康				− 0.009	0.744
家庭成员关系				− 0.047	0.108

变量	模型 1		模型 2	
	β	p	β	p
邻里/同学/同事关系			0.027	0.344
婚姻/恋爱			-0.022	0.415
工作或学习			0.030	0.330
自己或家人就业			-0.012	0.699
物价			-0.022	0.376
R^2	0.044		0.054	
调整后 R^2	0.039		0.044	
F	7.855 ***		5.457 ***	

*** $p < 0.001$。

两步回归模型能解释睡眠时长的变化量很小。模型 1 累计能解释睡眠时长 3.9% 的变异量，模型 2 在模型 1 的基础上增加了 13 个方面的生活压力，累计能解释睡眠时长 4.4% 的变异量。但整体来看，13 个方面的生活压力对睡眠时长的影响都不显著。

在模型中，年龄对睡眠时长有抑制作用（$\beta = -0.167$，$p < 0.001$），即年龄越大，睡眠时长越短；再婚有配偶对睡眠时长有显著的促进作用（$\beta = 0.039$，$p < 0.05$）；个人月收入增加（$\beta = 0.056$，$p < 0.05$）和主观社会阶层升高（$\beta = 0.111$，$p < 0.001$）对睡眠时长有促进作用，即个人月收入越多或主观社会阶层越高，睡眠时长均越长。

2. 生活压力对睡眠质量自评的预测作用

首先，对生活压力的 13 个方面进行共线性诊断，VIF 均在 2 左右，说明这些生活压力之间不存在严重的共线性；其次，将性别、年龄、受教育程度、婚姻状况、居住地、个人月收入、家庭月收入和主观社会阶层等作为控制变量，将生活压力的 13 个方面作为自变量，将睡眠质量自评的好坏作为二分类因变量进行二元 logistic 回归分析。其中，Hosmer-Lemeshow 检验 $p > 0.05$；Omnibus 检验表明 logistic 模型具有统计学意义，$\chi^2 = 278.076$，$p < 0.001$，该模型能够对 79.4% 的个案进行正确分类。回归结果发现，自己或家庭收入压力和工作或学习压力对睡眠质量自评好坏的预测作用显著。其中，自己或家庭收入的压力每增加 1 个单位，睡眠质量自评好的可能性便会

降低 11.4%；工作或学习压力每增加 1 个单位，睡眠质量自评好的可能性便会降低 15.8%；而其他 11 个方面的生活压力对睡眠质量自评的预测作用并不显著。

表 4　生活压力对睡眠质量自评的回归分析结果

变量	β	SE	Wald	df	p	Adjusted OR	OR 值 95% CI
常量	2.569	0.475	29.276	1	0.000	13.048	
住房	0.008	0.043	0.033	1	0.856	1.008	0.926~1.097
交通	-0.013	0.046	0.080	1	0.777	0.987	0.902~1.081
医疗	0.025	0.051	0.249	1	0.618	1.026	0.928~1.133
自己或家庭收入	-0.121	0.052	5.344	1	0.021	0.886	0.800~0.982
赡养老人	-0.091	0.049	3.408	1	0.065	0.913	0.829~1.006
子女教育	0.074	0.042	3.098	1	0.078	1.077	0.992~1.170
自己或家人的健康	-0.042	0.047	0.782	1	0.377	0.959	0.874~1.052
家庭成员关系	-0.017	0.049	0.124	1	0.725	0.983	0.893~1.082
邻里/同学/同事关系	0.008	0.052	0.024	1	0.877	1.008	0.911~1.116
婚姻/恋爱	0.036	0.043	0.707	1	0.400	1.037	0.953~1.129
工作或学习	-0.172	0.052	11.013	1	0.001	0.842	0.760~0.932
自己或家人就业	-0.070	0.054	1.707	1	0.191	0.932	0.840~1.036
物价	-0.085	0.048	3.218	1	0.073	0.918	0.836~1.008
-2LL				2694.743			
Cox&Snell R^2				0.092			
Nagelkerke R^2				0.143			

注：因变量：睡眠质量自评，0 = 差，1 = 好，睡眠质量自评差为参照组。

四　讨论

（一）物价压力和收入压力是受访者面临的两大主要生活压力

物价压力和自己或家庭收入压力是受访者面临的两大主要生活压力，此外，工作或学习压力、自己或家人就业压力、子女教育压力、医疗压力也被较多受访者认为是比较重要的压力来源。2022 年，我国物价总水平持续平稳运行，国内居民消费价格指数（CPI）单月涨幅始终运行在 3% 以下，全年上涨 2%，大幅低于美国（8% 左右）、欧元区（8% 以上）、英国（9% 左右）等发达经济体的涨幅，也明显低于印度、巴西、南非等新兴经济体（7% ~ 10%，1 ~ 11 月份）的涨幅。国际胀、国内稳，对比十分鲜明。[①] 尽管如此，民众当下仍然感受到较大的物价压力和收入压力。因此，首先要持续稳定物价，满足居民的基本生活需求，继续加强价格监测预警，严格控制服务价格过快上涨，要整合好各方资源，提高对物价总水平的调控能力，继续使物价水平与居民收入水平相匹配，特别是要能满足低收入人群的正常生活所需。其次要继续多措并举促进就业，提高居民的工资性收入和福利水平，优化社会保障体系；激活市场主体活力和良性竞争，拓宽居民的收入渠道。

（二）生活压力在不同群体中的表现存在差异

调查发现，女性在各个方面的生活压力普遍高于男性。一方面是因为女性跟男性一样步入职场，在职场中可能会面临一些性别歧视；另一方面是因为已婚女性除工作外，还担当了家庭主要照顾者的角色，她们需要面对更多的家庭生活中的琐事，这不仅严重侵占她们的个人时间，还会给她们的身心带来压力。此外，30 岁及以下受访者的生活压力在多个方面大于 50 岁以上的受访者。这可能是因为这一部分群体踏入社会的时间并不长，无论物质基础还是社会经验都比较欠缺，因而在社会上处于相对劣势的地位，感受到的生活压力较大。丧偶的受访者感受到更大的生活压力，这部分群体承受了生理和心理上的双重打击，不仅生活压力加大，精神压力也会加大。居住在市/县城的城乡结合部和市/县城区以外的镇/农村的受访者的生活压力较居住在市/县城的中心城区的受访者更大，这可能是居住地基础设施的差异和收入差异共同作用的结果。在高收入群体中，个人月收入 3 万 ~ 5 万元的受访者在住房、交通、医疗、赡养老人、子女教育、家庭成员关系、婚姻/恋爱方面的压力较其他收入水平的受访者大；同时，家庭月收入 4.5 万 ~ 6 万元的受访者在医疗、家庭成员关系、邻里/同学/同事关系方面的压力较其他收入水平的受访者大；家庭月收入 6 万 ~ 10 万元的受访者在交通、赡养老人、子女教育、自己或家人的健康方面的压力较其他收入水平的受访者大。

---

① 张驰：《2022 年我国物价总水平持续平稳运行》，https://www.ccdi.gov.cn/yaowenn/202301/t20230112_241394_m.html，最后访问日期：2023 年 1 月 30 日。

此外，整体上，对下层、中下层、中层受访者来说，主观社会阶层越高，压力越小，但上层受访者的生活压力较中上层受访者明显增大。

（三）受访者的睡眠时长适中，超过七成的受访者的睡眠质量自评较好；主观社会阶层越高，睡眠时长越长

受访者的每晚平均睡眠时长为 7.35±1.04 小时，处于世界睡眠协会对成人每日平均睡眠时间建议的 7~8 小时之间。此外，调查显示，受访者的主观睡眠质量较好，79.13% 的受访者认为自己的睡眠质量是好的（包括"尚好"和"非常好"）。其中，年龄越大，睡眠时长越短，且 60 岁以上的受访者的睡眠质量较其他年龄段受访者更差。此外，居住在市/县城区以外的镇/农村的受访者的每晚平均睡眠时长最长，居住地离中心城区越远，睡眠质量自评越差。主观社会阶层越高，受访者的每晚平均睡眠时长越长，睡眠质量自评也越好。

（四）提高收入或者降低工作或学习压力有助于"睡个好觉"

研究中，生活压力的各个方面对睡眠时长的影响均无统计学意义。此外，自己或家庭收入压力和工作或学习压力均会导致主观睡眠质量变差，但其他生活压力对睡眠质量自评的影响均不显著。因此，个人要重视缓解工作或学习压力，亦要对自己的收入水平有合理的定位。首先，无论在工作中还是学习中，要不断提高自己的能力，提高核心竞争力；其次，降低对自己和他人的期望，从内或从外调整自己的工作或学习压力；再次，认清自己的位置，及时调整自己的目标和计划，拒绝拖延，专注于当下，及时总结和复盘工作或学习中遇到的问题等都有助于有效缓解工作或学习带来的压力；最后，要合理规划收入，计划消费，合理投资，开源节流，可以通过发挥个人特长、学习新技能来拓宽收入渠道。

参考文献

陈玲丽、刘文，2008，《D 型人格在生活事件对睡眠质量的影响中的调节作用》，《中国临床心理学杂志》第 6 期。

何凯、叶晓燕、郭刚军、崔翱鸽，2022，《高校辅导员工作－家庭冲突、职业压力与睡眠质量的关系》，《中国健康心理学杂志》第 4 期。

刘婷、张卫，2021，《压力性生活事件、抑郁症状对青少年睡眠问题的影响：情绪调节的
　　保护作用》，《第二十三届全国心理学学术会议摘要集》（上），内蒙古呼和浩特。

王俊秀、张衍、刘洋洋等，2022，《中国睡眠研究报告 2022》，社会科学文献出版社。

王琪、牟艳丽、丘日阳，2021，《社会支持在压力与睡眠质量的中介作用》，《中国当代医
　　药》第 25 期。

严由伟、刘明艳、唐向东、林荣茂，2010，《压力反应、压力应对与睡眠质量关系述评》，
　　《心理科学进展》第 11 期。

周喆林、尉力文、何秋惠、王苗苗、李殿江，2022，《研究生知觉压力与心理健康的关
　　系：睡眠质量的中介作用和社会支持的调节作用》，《中国健康心理学杂志》第
　　5 期。

Gosling, John A. , et al. 2014. The influence of job stress, social support and health status on in-
　　termittent and chronic sleep disturbance: An 8-year longitudinal analysis. *Sleep Medicine*, 15
　　(8): 979 – 985.

Kim, Gyuree, et al. 2016. The association of relational and organizational job stress factors with
　　sleep disorder: Analysis of the 3rd Korean working conditions survey (2011). *Annals of Oc-
　　cupational and Environmental Medicine*, 28 (1): 1 – 11.

Li, Yi-Lu, et al. 2021. Stressful life events and poor sleep quality: A cross-sectional survey in the
　　Chinese governmental employees. *Sleep Medicine*, 85: 123 – 130.

Vahtera, Jussi, et al. 2007. Liability to anxiety and severe life events as predictors of new-onset
　　sleep disturbances. *Sleep*, 30 (11): 1537 – 1546.

生命意义感对睡眠时长和睡眠质量的影响

摘　要：睡眠问题已成为影响人们身心健康和生活质量的突出问题。本报告通过分析 2022 年中国民众疫情下社会心态调查 B 卷数据发现，生命意义感和睡眠时长、睡眠质量自评显著正相关，进一步分析表明，生命意义感体验的提升有助于居民睡眠时长的增加及睡眠质量自评的改善，而生命意义感寻求对睡眠状况没有显著影响。对人口学变量的分析发现，初婚有配偶受访者的睡眠质量最高，57～70 岁中老年受访者的睡眠时长最短，17～26 岁青年受访者的睡眠质量自评最差，个人月收入减少显著影响睡眠时长。因此，应提高民众的生命意义感体验，降低老年人的失眠频率，改善青年人的睡眠质量自评，拓宽收入的渠道，提高居民的生活质量，满足居民的美好生活需要。

关键词：生命意义感　生命意义感体验　睡眠时长　睡眠质量

一　引言

中国人把日常生活概括为"吃喝拉撒睡"（王俊秀等，2022）。睡眠约占人一生 1/3 的时间（贵文君，2017），对人的身心健康至关重要，是影响民众生活质量的重要因素。近年来，睡眠不足、睡眠障碍等问题凸显。研究表明，小学生群体的睡眠不足率达 88.47%（龙鑫等，2020），睡眠障碍人群占 25～30%（Kiely et al.，2019），睡眠问题逐渐成为一个社会问题。

Grandner（2020）认为睡眠行为受到基因和个体内在因素的影响，如昼夜节律（Zee et al.，2014）、睡姿等；但在实际生活中仍存在很多变数，因为睡眠还受到社会因素的影响，如社会环境、人际关系等（Grandner，

2020）。此外，睡眠还受看手机或上网、工作或学习时间延长、失眠等睡眠障碍（王俊秀等，2022）以及睡眠的昼夜节律失调（Zee et al.，2014）等因素影响。Valencia 等（2023）指出主客观社会经济地位也会影响睡眠，呈现低社会经济地位与次优睡眠轨迹相关的趋势，社会经济地位的提高可能有助于改善睡眠模式（Nyarko et al.，2022）。Grandner（2020）通过社会生态框架解释睡眠的影响因素后认为，睡眠持续时间和睡眠质量受个体水平的因素影响，个体水平又嵌入在社会水平中。

睡眠时长和睡眠质量是衡量睡眠状况的两个代表性主体指标。美国睡眠医学会和睡眠研究学会（Watson et al.，2015）一致认为，保持成人最佳健康水平的睡眠时长为 7 ~ 9 小时；每天平均睡眠时长经常不足 7 小时与不良健康后果有关，包括疼痛感增加、体重增加和肥胖、糖尿病、高血压、心脏病和中风、抑郁症（Yang et al.，2020）、事故风险以及死亡风险增加；每晚有规律地睡 9 小时及以上可能适合年轻人、从睡眠债中恢复的个人以及患有疾病的个人。对于睡眠质量的研究发现，中年人睡眠质量差与痴呆症和中风风险相关（Yaffe et al.，2016）。在 70 ~ 88 岁的老年人中，失眠与 PBMC 端粒长度缩短相关，临床上严重的睡眠障碍可能会加快细胞老化，尤其是在生命的晚年，受到老年疾病的影响，失眠可能成为影响老年人健康的关键因素（Carroll et al.，2016）。在极度肥胖患者中，睡眠质量差与情绪障碍和生活质量差密切相关，未来需要采取干预措施来解决睡眠障碍问题，以防止极度肥胖群体心理疾病和肥胖的进一步恶化（Araghi et al.，2013）。

综上，目前对睡眠影响因素的研究多是从相对消极的、不易改变的角度进行研究，而对于相对积极的调节因素研究较少。而且，对睡眠的干预多聚焦在延长睡眠时长上，如针对青少年群体采取延迟开学等措施（Owens & Weiss，2017），但在现实环境（家庭、工作和其他社会压力）下，很多时候延长睡眠时长可能很困难（Grandner，2020），有效提高睡眠质量就更困难了。而生命意义感可能在提高睡眠质量自评、按时入睡、减少睡眠障碍等方面发挥较大的积极作用。较强的基本希望、较高的生活意义感和生活满意度可以缓解焦虑（Trzebiński et al.，2020）。生命意义感对于那些经历了低影响生活事件的人来说是一个有益或不相关的因素，但对于那些经历了高影响生活事件的人来说则是一个不利因素；对于那些经历了中等影响的生活事件的人来说，生命意义感寻求对抑郁（或焦虑）症状有积极的直接影响，但也有消极的间接影响（Chen et al.，2021）。生命意义感有助于增进身体健康，提升幸福感和生活满意度，促进人际关系和谐，提高学习和工作绩效，修复心理创伤，促进心理成长（张荣伟、李丹，2018）。本研究主要考察生命意义感在改善睡眠状况上是否有积极作用。

生命意义（Meaning in life，MIL）是一个亘古弥新的话题（张荣伟、李丹，2018）。对生命意义的科学研究始于维克多·弗兰克尔（Viktor Emil Frankl）的开创性著作《活出生命的意义》（King et al.，2016；King and Hicks，2021）。生命意义感包括生命意义感体验和生命意义感寻求，两个维度之间的关系是非常复杂的，并呈现在不同文化下的差异性（李占宏等，2018）。已有研究表明，美国人的生命意义感体验和生命意义感寻求呈负相关（Steger，Kashdan，Sullivan，& Lorentz，2008），日本年轻群体的这两个维度呈正相关（Steger，Kawabata，Shimai，& Otake，2008），而以中国人为样本的研究均发现生命意义感体验和生命意义感寻求之间没有显著的相关性（刘思斯、甘怡群，2010；张姝玥、许燕，2012）。Dezutter 等（2014）通过聚类分析发现，可以将生命意义感分为低体验低寻求、低体验高寻求、高体验低寻求、高体验高寻求及未分化五种类型。张姝玥和许燕（2014）进一步研究发现，不同生命意义感类型对个体注意偏向的影响存在差异。此外，Steger 等（2009）指出，老年人通常报告说他们的生活更有意义，而那些刚成年的人报告说他们更多地寻找意义，意义的存在与不同生命阶段的幸福感相关，而寻找意义则与生命后期的幸福感缺失有更强的相关性。除以上方面外，本报告还关注生命意义感体验和生命意义感寻求两个维度对睡眠时长与睡眠质量自评的影响。

二 研究方法

（一）数据来源

本研究所用数据来源于中国社会科学院社会学研究所于 2022 年所做的中国民众疫情下社会心态调查 B 卷，剔除一份作答存在遗漏的问卷，有效样本量为 5659，调查对象分布在全国 31 个省区市（港澳台除外）的 364 个城市。样本具体情况见表 1。

表 1　样本特征（*N* = 5659）

单位：人，%

变量		频数	占比	变量		频数	占比
性别	男	2515	44.4	年龄		28.16 ± 9.23	
	女	3144	55.6	年龄	17 ~ 26 岁	3072	54.3
受教育程度	小学及以下	37	0.7		27 ~ 36 岁	1665	29.4
	初中	132	2.3		37 ~ 46 岁	621	11
	高中	344	6.1		47 ~ 56 岁	227	4
	大专	898	15.9		57 ~ 70 岁	74	1.3
	本科	3849	68	身体健康状况	非常不健康	38	0.7
	研究生	399	7.1		不健康	370	6.5
个人月收入变化情况	减少了很多	1114	19.7		中等	2088	36.9
	减少了一点儿	1681	29.7		健康	2623	46.4
	基本不变	2475	43.7		非常健康	540	9.5
	增加了一点儿	316	5.6	婚姻状况	未婚	3174	56.1
	增加了很多	73	1.3		初婚有配偶	2101	37.1
主观社会阶层	下层	1027	18.2		再婚有配偶	113	2
	中下层	1832	32.3		离婚	72	1.3
	中层	2146	37.9		丧偶	27	0.5
	中上层	557	9.8		同居	122	2.2
	上层	97	1.7		其他	50	0.9

（二）人口学变量

1. 年龄

从 17 岁到 70 岁，每 10 岁划为一个年龄段，依次为：17 ~ 26 岁、27 ~ 36 岁、37 ~ 46 岁、47 ~ 56 岁年龄段，57 岁及以上参与调查的人数较少，故作为一个年龄段（57 ~ 70 岁）。

2. 身体健康状况

测量身体健康状况的题为："您觉得您目前的身体状况如何？"选项为："1. 非常不健康，2. 不健康，3. 中等，4. 健康，5. 非常健康"。

3. 婚姻状况

婚姻状况通过询问受访者当前的婚姻状况获得。选项分为未婚、初婚有配偶、再婚有配偶、离婚、丧偶、同居和其他七类。

4. 受教育程度

受教育程度通过询问受访者当前的受教育程度获得，分为小学及以下、初中、高中、大专、本科、研究生。

5. 个人月收入变化情况

个人月收入变化情况分为减少了很多、减少了一点儿、基本不变、增加了一点儿和增加了很多五种情况。

6. 主观社会阶层

主观社会阶层通过经典的阶梯法测量，向受访者展示共有 10 层的阶梯图片，1 代表最底层，10 代表最顶层。由 1 到 10，数字越大，代表阶层越高，要求受访者选出自己所在的阶梯层数。得分 1～2 为下层、3～4 为中下层、5～6 为中层、7～8 为中上层、9～10 为上层。

（三）自变量和因变量

1. 生命意义感

本研究的自变量为生命意义感，分为生命意义感体验和生命意义感寻求两个维度，每个维度包含 5 个题目，采用五点计分。其中，"我的生活没有明确的目的"一题为反向计分。

根据生命意义感体验和生命意义感寻求两个维度得分的高低，将受访者分为高寻求高体验、高寻求低体验、低寻求高体验、低寻求低体验四种类型。要求所选的生命意义感寻求和生命意义感体验分数均处于相应维度的前 30% 或后 30%，例如高寻求低体验类，其生命意义感体验分数处于所有受访者的后 30%、生命意义感寻求分数处于所有受访者的前 30%（张姝玥、许燕，2014）。本研究中 30% 的样本量对应 1698 人，据此选取低体验类分值范围为 1～3 分，含 1596 人；低寻求类分值范围为 1～3.2 分，含 1605 人；高体验类分值范围为 4～5 分，含 1996 人；高寻求类分值范围为 4.2～5.0 分，含 1622 人；两两组合将受访者分为高寻求高体验（1018 人）、高寻求低体验（278 人）、低寻求高体验（186 人）、低寻求低体验（846 人）四种类型。

2. 睡眠时长

本研究的因变量为睡眠时长和睡眠质量自评。睡眠时长通过"过去一个月，您每晚实际睡眠的时间有多少"一题测量。

3. 睡眠质量自评

睡眠质量自评通过"过去一个月，您的总体睡眠质量如何"一题测量，选项分别为非常好、尚好、不好和非常差。为更直观地将睡眠质量自评与其他变量进行比较和分析，处理数据时对本题分数进行反向计分。在结果部分呈现的睡眠质量自评数据为反向计分处理后的结果，得分越高，睡眠质量自评越好。

（四）数据处理

本报告中，对于不同变量对睡眠状况影响的描述性统计、方差分析和回归分析，均采用统计分析软件 SPSS 27.0 进行。

三 研究结果

（一）睡眠状况和生命意义感的整体情况

如表 2 和图 1 所示，受访者每晚平均睡眠时长为 8.33 小时，比美国睡眠医学会和睡眠研究学会提出的成人每日平均至少 7 个小时的睡眠时长长（Watson et al.，2015）；大部分受访者每晚平均睡眠时长为 6~10 个小时。如表 2 和图 2 所示，受访者的睡眠质量自评平均分为 2.87 分，给 3 分的受访者最多，整体睡眠质量自评良好。

表 2 睡眠状况和生命意义感的描述性统计（$N = 5659$）

变量	最小值	最大值	均值	标准差
睡眠时长	1	24	8.33	1.37
睡眠质量自评	1	4	2.87	0.69
生命意义感	1	5	3.66	0.58
生命意义感体验	1	5	3.58	0.72
生命意义感寻求	1	5	3.73	0.68

如表 2 所示，生命意义感平均分为 3.66 分，生命意义感体验平均分为 3.58 分，生命意义感寻求平均分为 3.73 分。生命意义感体验在 1.0~2.9 分上占比较大（见图 3），生命意义感体验分值偏低；而生命意义感寻求在 1.0~1.9 分和 4.0~5.0 分上占比较大，有两极分化倾向。对生命意义感体

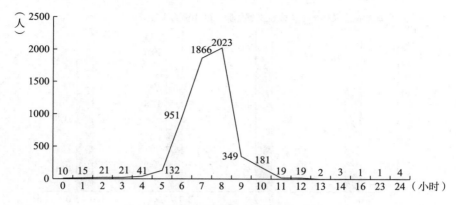

图1　不同每晚平均睡眠时长的人数分布

注：受访者未选取 15、17、18、19、20、21、22 小时，因此图中没有体现。

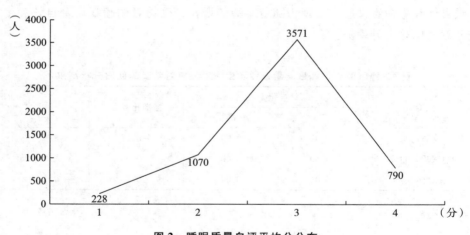

图2　睡眠质量自评平均分分布

验和生命意义感寻求做进一步差异分析发现，$t = 14.46$，$p < 0.001$，生命意义感体验显著低于生命意义感寻求。

（二）人口学变量对睡眠状况和生命意义感的影响

1. 年龄对睡眠状况和生命意义感的影响

通过线性回归分析发现（见表3），年龄显著负向影响睡眠时长，表现为随着年龄的增长，受访者的睡眠时长越来越短。年龄显著正向影响睡眠质

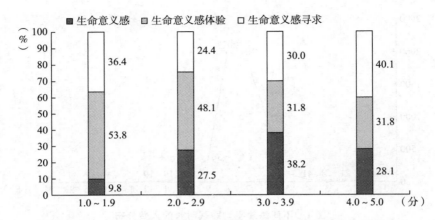

图3 生命意义感、生命意义感体验和生命意义感寻求的得分情况

量自评和生命意义感，表现为随着年龄的增长，受访者的睡眠质量自评和生命意义感呈上升趋势。

表3 睡眠时长、睡眠质量自评和生命意义感对年龄的回归分析结果

因变量	未标准化系数		标准化系数	t
	B	标准误		
睡眠时长	−0.02	0.00	−0.11	−8.51 ***
睡眠质量自评	0.00	0.00	0.04	2.76 ***
生命意义感	0.01	0.00	0.10	7.29 ***

*** $p < 0.001$。

　　进一步对年龄的影响做方差分析，结果发现，年龄的主效应显著，$F(4, 5654) = 26.53$，$p < 0.05$。多重比较分析发现，17~26 岁的受访者和 37~46 岁、47~56 岁、57~70 岁的受访者差异显著，即 17~26 岁的受访者的睡眠时长显著长于后三个年龄段的受访者。27~36 岁的受访者和 37~46 岁、47~56 岁、57~70 岁的受访者差异显著，即 27~36 岁的受访者的睡眠时长显著长于后三个年龄段的受访者。37~46 岁、47~56 岁的受访者与 57~70 岁的受访者差异显著，即 37~46 岁、47~56 岁的受访者的睡眠时长显著长于 57~70 岁的受访者的睡眠时长。简言之，17~26 岁的受访者的睡眠时长最长，之后依次为 27~36 岁、37~46 岁和 47~56 岁的受访者，睡眠

时长最短的是 57~70 岁的受访者。

年龄对睡眠质量自评的影响的主效应显著，F（4，5654）= 2. 67，$p <$ 0. 05。多重比较分析发现，17~26 岁的受访者和 27~36 岁、37~46 岁的受访者的差异显著，即 27~36 岁、37~46 岁的受访者的睡眠质量自评显著好于 17~26 岁的受访者。

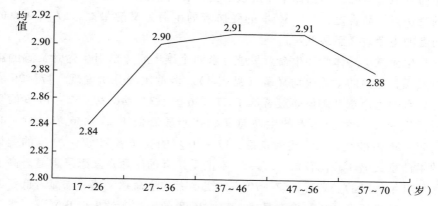

图4　不同年龄受访者的睡眠质量自评得分情况

如图 5，受访者的生命意义感及其两个维度在年龄上的分布均呈近似倒 U 形。27~36 岁的受访者的生命意义感最高，之后依次是 37~46 岁、17~26 岁和 47~56 岁的受访者，最低的是 57~70 岁的受访者；而生命意义感体验最高的是 37~46 岁的受访者；生命意义感寻求最高的是 27~36 岁的受访者。

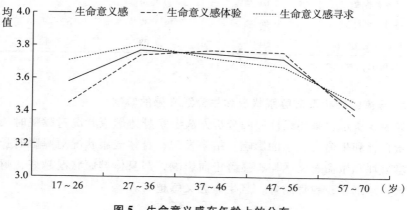

图5　生命意义感在年龄上的分布

进一步对年龄的影响做方差分析，结果发现，年龄对生命意义感的影响的主效应显著，$F(4, 5654) = 38.9$，$p < 0.001$。多重比较分析发现，17~26岁的受访者和27~36岁、37~46岁的受访者存在负向的显著差异，即27~36岁、37~46岁的受访者的生命意义感显著高于17~26岁的受访者。17~26岁、27~36岁、37~46岁和47~56岁的受访者和57~70岁的受访者存在正向的显著差异，即前四个年龄段的受访者的生命意义感显著高于57~70岁的受访者。简言之，27~36岁的受访者的生命意义感最高，57~70岁的受访者的生命意义感最低。

从生命意义感体验和生命意义感寻求两个维度看年龄对生命意义感的影响可发现，年龄的主效应均显著（见表4）。多重比较分析发现，17~26岁的受访者的生命意义感体验显著低于27~36岁、37~46岁、47~56岁的受访者，57~70岁的受访者的生命意义感体验显著低于27~36岁、37~46岁、47~56岁的受访者，也就是说，17~26岁的受访者和57~70岁的受访者的生命意义感体验比较低。27~36岁的受访者的生命意义感寻求显著高于其他所有年龄段的受访者，57~70岁的受访者的生命意义感寻求显著低于其他所有年龄段的受访者，也就是说，27~36岁的受访者的生命意义感寻求最高，57~70岁的受访者的生命意义感寻求最低。

表4　人口学变量对生命意义感及其两个维度的影响

人口学变量	生命意义感（B）	生命意义感体验（F）	生命意义感寻求（F）
年龄	0.01 ***	64.89 ***	8.64 ***
身体健康状况	0.16 ***	106.53 ***	13.76 ***
受教育程度	0.07 ***	3.30 **	15.01 ***
主观社会阶层	0.06 ***	35.87 ***	7.74 ***
个人月收入变化情况	0.04 ***	14.08 ***	12.78 ***

** $p < 0.01$，*** $p < 0.001$。

2. 身体健康状况对睡眠状况和生命意义感的影响

如表5所示，采用线性回归分析方法考察身体健康状况对睡眠时长、睡眠质量自评和生命意义感的影响，结果发现，身体健康状况对睡眠时长、睡眠质量自评和生命意义感均有显著正向影响，即身体健康状况越好，睡眠时长越长，睡眠质量自评越好，且生命意义感越高。

表5 睡眠时长、睡眠质量自评和生命意义感对身体健康状况的回归分析结果

因变量	未标准化系数		标准化系数	t
	B	标准误		
睡眠时长	0.29	0.02	0.16	12.42 ***
睡眠质量自评	0.34	0.01	0.39	31.44 ***
生命意义感	0.16	0.01	0.21	16.50 ***

*** $p < 0.001$。

从生命意义感体验和生命意义感寻求两个维度看身体健康状况对生命意义感的影响可发现，身体健康状况的主效应均显著，$ps < 0.001$，见表4。多重比较分析发现，选择"非常健康"的受访者的生命意义感体验显著高于其他受访者，选择"非常健康"的受访者的生命意义感寻求与选择"非常不健康"的受访者没有显著差异，但与选择"不健康""中等""健康"的受访者差异均显著，$ps < 0.001$。

3. 婚姻状况对睡眠状况和生命意义感的影响

为了解不同婚姻状况对睡眠状况和生命意义感的影响，本报告对其做差异分析。结果发现，婚姻状况对睡眠时长的影响的主效应显著，$F (6, 5652) = 8.23$，$p < 0.001$。多重比较分析发现，在睡眠时长上，未婚的受访者与初婚有配偶、再婚有配偶、离婚、丧偶、同居的受访者均有显著差异，未婚的受访者比其他婚姻状况的受访者的睡眠时长都显著地更长。初婚有配偶的受访者比再婚有配偶、离婚、丧偶、同居的受访者的睡眠时长显著地更长。也就是说，未婚的受访者的睡眠时长最长，其次是初婚有配偶的受访者，其他婚姻状况的受访者没有显著差异。

婚姻状况对睡眠质量自评的影响的主效应显著，$F (6, 5652) = 5$，$p < 0.001$。多重比较分析发现，在睡眠质量自评上，未婚的受访者和初婚有配偶、再婚有配偶的受访者有显著差异，即初婚有配偶、再婚有配偶的受访者显著比未婚的受访者的睡眠质量自评更高。初婚有配偶、再婚有配偶的受访者和同居的受访者有显著差异，即初婚有配偶、再婚有配偶的受访者比同居的受访者的睡眠质量自评更高。简言之，初婚有配偶、再婚有配偶的受访者比未婚、同居的受访者的睡眠质量自评显著地更高。

婚姻状况对生命意义感的影响的主效应显著，$F (6, 5652) = 32.06$，$p < 0.001$，未婚的受访者与初婚有配偶、离婚、丧偶的受访者有显著差异，即

初婚有配偶、离婚、丧偶的受访者比未婚的受访者的生命意义感更高，而未婚的受访者比丧偶的受访者的生命意义感更高。初婚有配偶与再婚有配偶、离婚、丧偶、同居的受访者有显著差异，即初婚有配偶的受访者比再婚有配偶、离婚、丧偶、同居的受访者的生命意义感更高，再婚有配偶的受访者比丧偶的受访者的生命意义感更高。简言之，初婚有配偶的受访者的生命意义感最高，其后分别是再婚有配偶、离婚、未婚、同居的受访者，最后是丧偶的受访者。

4. 受教育程度对睡眠状况和生命意义感的影响

如表 6 所示，受教育程度显著正向预测睡眠时长和生命意义感，随着受教育程度的提高，受访者的睡眠时长增加、生命意义感呈上升趋势。而受教育程度对睡眠质量自评没有显著影响。

表 6　睡眠时长、睡眠质量自评和生命意义感对受教育程度的回归分析结果

因变量	未标准化系数		标准化系数	t
	B	标准误		
睡眠时长	0.12	0.02	0.08	5.70 ***
睡眠质量自评	0.02	0.01	0.02	1.70
生命意义感	0.07	0.01	0.10	7.16 ***

*** $p < 0.001$。

差异分析发现，受教育程度对生命意义感的影响的主效应显著，F（5，5653）=11.53，$p < 0.001$，本科及以上学历受访者的生命意义感显著高于低学历群体，小学及以下受教育程度群体的生命意义感显著低于其他受教育程度群体。进一步分析发现，受教育程度在生命意义感体验和生命意义感寻求上的主效应均显著，$ps < 0.001$，如表 4 所示。多重比较分析发现，在生命意义感体验上，研究生学历受访者与其他学历受访者的差异均显著，即研究生学历受访者的生命意义感体验最高。在生命意义感寻求上，本科及以上学历受访者的生命意义感寻求显著高于低学历受访者，小学及以下受教育程度受访者的生命意义感寻求显著低于其他受教育程度受访者，初中、高中和大专受教育程度受访者的生命意义感寻求显著低于本科和研究生学历受访者，如图 6 所示。

5. 个人月收入变化情况对睡眠状况和生命意义感的影响

如表 7 所示，个人收入月变化情况显著正向预测睡眠时长、睡眠质量自

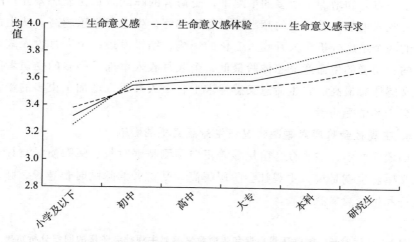

图 6　生命意义感在不同受教育程度上的变化趋势

评和生命意义感。也就是说，随着个人月收入的增加，睡眠时长增加了，睡眠质量自评和生命意义感提高了。差异性检验还发现，个人月收入减少了很多的受访者的睡眠时长与个人月收入减少了一点儿和基本不变的受访者有显著差异，即个人月收入减少了很多的受访者的睡眠时长显著比后两种情况下的受访者短，而在其他情况下受访者的睡眠时长无显著差异；随着个人月收入增加，受访者的睡眠质量自评越好，生命意义感越高。

表 7　睡眠时长、睡眠质量自评和生命意义感对个人月收入变化情况的回归分析结果

因变量	未标准化系数		标准化系数	*t*
	B	标准误		
睡眠时长	0.08	0.02	0.05	3.74 ***
睡眠质量自评	0.15	0.01	0.20	15.18 ***
生命意义感	0.04	0.01	0.07	5.15 ***

*** $p < 0.001$。

进一步对生命意义感体验和生命意义感寻求进行差异性检验还发现，个人月收入减少了很多的受访者的睡眠时长与个人月收入减少了一点儿和基本不变的受访者有显著差异，即个人月收入减少了很多的受访者的睡眠时长显著比后两种情况下的受访者短，而在个人月收入减少了一点儿、基本不变、增加了一点儿和增加了很多的情况下，受访者的睡眠时长无显著差异；随着个人月收入增加，受访者的睡眠质量自评越好，生命意义感越高。从生命意义感的两个维度分析个人月收入变化的影响，结果发现，个人月收入减少了很多的受访者的生命意义感体验最低，个人月收入增加了很多的受访者的生命意义感体验最高。在生命意义感寻求上，个人月收入增加了很多的受访者显著高于其他受访者。

6. 主观社会阶层对睡眠状况和生命意义感的影响

如表 8 所示，主观社会阶层显著正向预测睡眠时长、睡眠质量自评和生命意义感。也就是说，主观社会阶层越高，受访者的睡眠时长越长，睡眠质量自评和生命意义感越高。

表 8　睡眠时长、睡眠质量自评和生命意义感对主观社会阶层的回归分析结果

因变量	未标准化系数		标准化系数	t
	B	标准误		
睡眠时长	0.07	0.01	0.10	7.47 ***
睡眠质量自评	0.06	0.01	0.17	13.22 ***
生命意义感	0.06	0.00	0.19	14.30 ***

*** $p < 0.001$。

生命意义感及其两个维度在 1～10 主观社会阶层上的变化趋势如图 7 所示。在主观社会阶层 8 上，生命意义感及其两个维度的平均分最高。差异分析发现，主观社会阶层的主效应显著，$F(9, 5649) = 27.64$，$p < 0.001$。多重比较分析表明，主观社会阶层 10 上的受访者的生命意义感显著低于阶层 6～9 上的受访者，下层即阶层 1～2 上的受访者的生命意义感显著低于阶层 3～10 上的受访者，阶层 3～4 上的受访者的生命意义感显著低于阶层 6～9 上的受访者。

（三）　生命意义感对睡眠状况的影响

如表 9 所示，睡眠时长和生命意义感（$r = 0.09$）及其两个维度（$r = 0.10$，$r = 0.06$）均显著正相关，睡眠质量自评和生命意义感（$r = 0.17$）及其两个维度（$r = 0.22$，$r = 0.06$）均显著正相关。而且生命意义感对睡眠时长（$B = 0.22$，$p < 0.001$）和睡眠质量自评（$B = -0.2$，$p < 0.001$）的回归

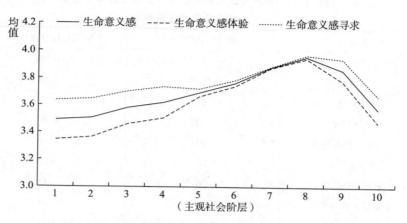

图7　生命意义感在不同主观社会阶层上的变化趋势

均显著，也就是说，生命意义感可以正向预测睡眠时长和睡眠质量自评。为明确睡眠时长、睡眠质量自评与生命意义感两个维度的关系，本研究做了进一步的回归分析。

表9　睡眠时长、睡眠质量自评和生命意义感的相关分析

睡眠指标	生命意义感均值	生命意义感体验均值	生命意义感寻求均值
睡眠时长	0.09 ***	0.10 ***	0.06 ***
睡眠质量自评	0.17 ***	0.22 ***	0.06 ***

*** $p < 0.001$。

为控制年龄、身体健康状况、婚姻状况、受教育程度、个人月收入变化情况、主观社会阶层等人口学变量的影响，分析生命意义感体验和生命意义感寻求对睡眠时长和睡眠质量自评的影响，将上述人口学变量作为控制变量，以睡眠时长和睡眠质量自评作为因变量，进行多元线性回归分析。第一层纳入人口学变量，第二层纳入生命意义感体验和生命意义感寻求。由于对第一层的人口学变量在前面已做分析，因此就不再呈现，只呈现分析模型二的结果，见表10。

在控制无关变量的情况下，生命意义感体验可以显著正向预测睡眠时长和睡眠质量自评，即生命意义感体验越高，睡眠时长越长，睡眠质量自评越好。而生命意义感寻求对睡眠时长和睡眠质量自评的回归均不显著。

表 10　睡眠时长和睡眠质量自评对生命意义感体验和生命意义感
寻求的回归分析结果

变量	睡眠时长（B）	睡眠质量自评（B）
年龄	− 0. 02 ***	0. 00
身体健康状况	0. 23 ***	0. 29 ***
婚姻状况	− 0. 06 **	− 0. 01
受教育程度	0. 05 *	− 0. 01
个人月收入变化情况	0. 02	0. 10 ***
主观社会阶层	0. 06 ***	0. 02 ***
生命意义感体验	0. 09 ***	0. 11 ***
生命意义感寻求	0. 04	− 0. 02
R^2	0. 05 ***	0. 19 ***
F	39. 92 ***	161. 56 ***

　　* $p < 0.05$, ** $p < 0.01$, *** $p < 0.001$。

　　为探究不同生命意义感体验水平对睡眠时长和睡眠质量自评的影响，将生命意义感体验根据分值分为 1. 0 ~ 1. 8 分、2. 0 ~ 2. 8 分、3. 0 ~ 3. 8 分和 4. 0 ~ 5. 0 分四组，然后进行差异性检验。结果发现，生命意义感体验对睡眠时长的影响的主效应显著，F（3，5655）= 13. 7，$p < 0.001$。多重比较分析表明，生命意义感体验平均分低的受访者的睡眠时长显著比生命意义感体验平均分高的受访者短，也就是说，生命意义感体验越高，睡眠时长越长。生命意义感体验对睡眠质量自评的影响的主效应显著，F（3，5655）= 80. 26，$p < 0.001$。多重比较分析表明，生命意义感体验平均分低的受访者的睡眠质量自评显著比生命意义感体验平均分高的受访者差，也就是说，随着生命意义感体验的提高，睡眠质量自评呈显著上升趋势。综上，随着生命意义感体验的提高，睡眠时长越来越长、睡眠质量自评越来越好。

（四）不同生命意义感类型对睡眠状况的影响

　　为探究高寻求高体验、高寻求低体验、低寻求高体验、低寻求低体验四种类型群体的睡眠时长和睡眠质量自评特点，本报告分别对生命意义感类型与睡眠时长、生命意义感类型与睡眠质量自评做差异比较。结果发现，不同生命意义感类型群体在睡眠时长和睡眠质量自评上的差异均不显著，$ps > 0.05$，即高寻求高体验、高寻求低体验、低寻求高体验、低寻求低体验四种类型群体在睡眠时长和睡眠质量自评上没有明显不同。

四 讨论

2022 年，受访者的整体睡眠状况良好，与 2010～2018 年睡眠数据（王俊秀等，2022）相比，受访者的每晚平均睡眠时长增加，睡眠质量自评有改善，受访者的睡眠状况有一定改善。受访者每晚平均睡眠时长为 8.33 小时。但存在的问题仍不容忽视，如 57～70 岁中老年受访者的睡眠时长最短，17～26 岁青年受访者的睡眠质量自评最差；个人月收入减少了很多对睡眠时长影响大；等等。

（一）提高生命意义感体验，改善民众睡眠状况

生命意义感与睡眠时长、睡眠质量自评显著正相关，在控制人口学变量后，仍发现在不同生命意义感体验水平上，受访者的睡眠时长和睡眠质量自评差异显著，即生命意义感体验越高，睡眠时长越长，睡眠质量自评越好；而生命意义感寻求对睡眠状况的影响不显著。生命意义感的两个维度对睡眠状况的影响是不同的。因此改善睡眠状况，必须着重提高民众的生命意义感，尤其是生命意义感体验，生命意义感体验的提高是延长睡眠时长、改善睡眠质量自评的关键。

就目前的社会状况而言，提高民众生命意义感体验是切实可行的。首先，生命意义感体验总体处于中等水平，还有很大的提升空间。其次，生命意义感体验显著低于生命感意义感寻求，说明很多人正在努力寻找自己的生命意义感。

在提高生命意义感时，应重点关注老年人和丧偶人群。研究结果表明，生命意义感及其两个维度在年龄上的分布均呈近似倒 U 形，27～36 岁的受访者的生命意义感最高，之后依次是 37～46 岁、17～26 岁和 47～56 岁的受访者，最低的是 57～70 岁的受访者。27～36 岁的受访者的生命意义感寻求最高，57～70 岁的受访者的生命意义感寻求最低，这与 Steger 等（2009）的研究结果一致。初婚有配偶群体的生命意义感最高，之后依次是再婚有配偶、离婚、未婚、同居的群体，最后是丧偶群体。此外，身体健康状况、受教育程度、主观社会阶层和个人月收入均显著正向预测民众的生命意义感。通过比较发现，受教育程度对生命意义感寻求的影响更大，因此提高民众的

受教育水平可以促进生命意义感寻求的提高。

（二）降低老年人的失眠频率，改善青年人的睡眠质量自评

随着年龄的增长，受访者的睡眠时长越来越短，即 17～26 岁的受访者的睡眠时长最长，之后依次是 27～36 岁、37～46 岁和 47～56 岁的受访者，睡眠时长最短的是 57～70 岁的受访者；27～36 岁、37～46 岁两个年龄段受访者的睡眠质量较好，17～26 岁受访者的睡眠质量自评最差。随着年龄的增长，睡眠质量差、身体活动不足、失眠（Carrol et al.，2016）等严重影响了老年人的健康和生活质量（王晓峰、王洪丹，2022）。建议通过改善睡眠环境、调整生活方式、提高生命意义感体验等方式，尽可能降低老年人的失眠频率，改善青年人的睡眠质量自评。

（三）慎重应对个人月收入减少对睡眠状况和生命意义感的影响

身体健康状况、主观社会阶层和个人月收入变化情况显著正向预测睡眠时长和睡眠质量自评。也就是说，身体健康状况越好，主观社会阶层越高，个人月收入越高，民众的睡眠时长就越长、睡眠质量自评就越好。此外，受教育程度越高，睡眠时长越长，但受教育程度对睡眠质量自评没有显著影响。以上结果表明，社会主客观地位低与较短的睡眠时长和较差的睡眠质量自评密切相关（Valencia et al.，2023；Nyarko et al.，2022）。研究还发现，个人月收入减少了很多对睡眠时长的影响较大，即个人月收入减少了很多使睡眠时长显著缩短，而个人月收入增加则对睡眠时长没有影响。

个人月收入减少了很多的受访者的生命意义感体验最低，个人月收入增加了很多的受访者的生命意义感体验最高，个人月收入增加了很多的受访者的生命意义感寻求显著高于其他受访者。个人月收入减少了很多对生命意义感体验的影响最大，对生命意义感寻求的影响较小。

参考文献

贵文君，2017，《睡眠依赖性记忆巩固受年老化影响的机制》，硕士学位论文，西南大学心理学部。

李占宏、赵梦娇、刘慧瀛、刘亚楠、彭凯平，2018，《生命意义寻求的原因：成长抑或危机》，《心理科学进展》第 12 期。

刘思斯、甘怡群，2010，《生命意义感量表中文版在大学生群体中的信效度》，《心理卫生评估》第 6 期。

龙鑫、纪颖、张洪伟、张夏男、谢立璟，2020，《北京市中高年级小学生睡眠时间现状及影响因素分析》，《中国卫生统计》第 5 期。

王俊秀、张衍、刘洋洋等，2022《中国睡眠研究报告 2022》，社会科学文献出版社。

王晓峰、王洪丹，2022，《老年人健康生活方式行为间的关系研究——以睡眠和身体活动为例》，《人口学刊》第 6 期。

张荣伟、李丹，2018，《如何过上有意义的生活？——基于生命意义理论模型的整合》，《心理科学进展》第 4 期。

张姝玥、许燕，2012，《高中生生命意义寻求与生命意义体验的关系》，《中国临床心理学杂志》第 6 期。

张姝玥、许燕，2014，《不同生命意义寻求和体验程度个体的注意偏向研究》，《中国临床心理学杂志》第 1 期。

Araghi, M. H., Jagielski, A., Neira, I., Brown, A., Higgs, S., Thomas, G. N., and Taheri, S. 2013. The complex associations among sleep quality, anxiety-depression, and quality of life in patients with extreme obesity. *Sleep*, 36 (12): 1859 – 1865.

Carroll, J. E., Esquivel, S., Goldberg, A., Seeman, T. E., Effros, R. B., Dock, J., Olmstead, R., Breen, E. C., and Irwin, M. R. 2016. Insomnia and telomere length in older adults. *Sleep*, 39 (3): 559 – 564.

Chen, Q., Wang, X. Q., He, X. X., Ji, L. J., Liu, M. F., and Ye, B. J. 2021. The relationship between search for meaning in life and symptoms of depression and anxiety: Key roles of the presence of meaning in life and life events among Chinese adolescents. *Journal of Affective Disorders*, 282: 545 – 553.

Dezutter, J., Waterman, A. S., Schwartz, S. J., Luyckx, K., Beyers, W., Meca, A., and Caraway, S. J. 2014. Meaning in life in emerging adulthood: A person-oriented approach. *Journal of Personality*, 82 (1): 57 – 68.

Grandner, M. A. 2020. Sleep, health, and society. *Sleep Med Clin*, 15 (2): 319 – 340.

Kiley, J. P., Twery, M. J., and Gibbons, G. H. 2019. The national center on sleep disorders research: Progress and promise. *Sleep*, 42 (6): 1 – 5.

King, L. A., Heintzelman, S. J., and Ward, S. J. 2016. Beyond the search for meaning: A contemporary science of the experience of meaning in life. *Current Directions in Psychological Science*, 25 (4): 211 – 216.

King, L. A., and Hicks, J. A. 2021. The science of meaning in life. *Annu Rev Psychol*, 72: 561 – 584.

Nyarko, S. H., Luo, L., Schlundt, D. G., and Xiao, Q. 2022. Individual and neighborhood socioeconomic status and long-term individual trajectories of sleep duration among Black and White adults: The Southern Community Cohort Study. *Sleep*. 46 （1）: 225.

Owens, J. A. , & Weiss, M. R. 2017. Insufficient sleep in adolescents: Causes and consequences. *Minerva Pediatr*, 69 （4）: 326 – 336.

Steger, M. F. , Kashdan, T. B. , Sullivan, B. A. , & Lorentz, D. 2008. Understanding the search for meaning in life: Personality, cognitive style, and the dynamic between seeking and experiencing meaning. *Journal of Personality*, 76 （2）: 199 – 228.

Steger, M. F. , Kawabata, Y. , Shimai, S. , & Otake, K. 2008. The meaningful life in Japan and the United States: Levels and correlates of meaning in life. *Journal of Research in Personality*, 42 （3）: 660 – 678.

Steger, M. F. , Oishi, S. , and Kashdan, T. B. 2009. Meaning in life across the life span: Levels and correlates of meaning in life from emerging adulthood to older adulthood. *The Journal of Positive Psychology*, 4 （1）: 43 – 52.

Trzebiński, J. , Cabański, M. , and Czarnecka, J. Z. 2020. Reaction to the COVID-19 Pandemic: The influence of Meaning in Life, Life Satisfaction, and Assumptions on World Orderliness and Positivity. *Journal of Loss and Trauma*, 25 （6 – 7）: 544 – 557.

Valencia, D. Y. , Gorovoy, S. , Tubbs, A. , Jean-Louis, G. , and Grandner, M. A. 2023. Sociocultural context of sleep health: Modeling change over time. *Sleep*, 46 （1）: 1 – 2.

Watson, N. F. , Badr, M. S. , Belenky, G. , Bliwise, D. L. , Buxton, O. M. , Buysse, D. , Dinges, D. F. , Gangwisch, J. , Grandner, M. A. , Kushida, C. , Malhotra, R. K. , Martin, J. L. , Patel, S. R. , Quan, S. F. , and Tasali, E. 2015. Joint consensus statement of the american academy of sleep medicine and sleep research society on the recommended amount of sleep for a healthy adult: Methodology and discussion. *Sleep*, 38 （8）: 1161 – 1183.

Yaffe, K. , Nasrallah, I. , Hoang, T. D. , Lauderdale, D. S. , Knutson, K. L. , Carnethon, M. R. , Launer, L. J. , Lewis, C. E. , and Sidney, S. 2016. Sleep duration and white matter quality in middle-aged adults. *Sleep*, 39 （9）: 1743 – 1747.

Yang, Y. T. , Kaplan, K. A. , & Zeitzer, J. M. 2020. A comparison of sleep, depressive symptoms, and parental perceptions between U. S. and Taiwan adolescents with self-reported sleep problems. *Sleep Advances*, 1 （1）: 1 – 8.

Zee, P. C. , Badr, M. S. , Kushida, C. , Mullington, J. M. , Pack, A. I. , Parthasarathy, S. , Redline, S. , Szymusiak, R. S. , Walsh, J. K. , and Watson, N. F. 2014. Strategic opportunities in sleep and circadian research: Report of the Joint Task Force of the Sleep Research Society and American Academy of Sleep Medicine. *Sleep*, 37 （2）: 219 – 227.

差旅人士的睡眠状况及其影响因素

摘　要： 随着 2022 年底我国疫情防控政策的调整，商业和社会活动逐步恢复，2023 年差旅人群也将逐渐活跃起来，差旅人士的睡眠状况也成为值得关注的研究议题。本报告用定量和定性相结合的方法，分析了差旅人士的睡眠状况及影响差旅人士睡眠的因素。调查发现，73.57% 的被调查者入睡时间较迟，55.53% 的被调查者在过去一个月有 1～7 天失眠；超九成的被调查者在差旅期间每晚平均睡眠时长在 8 小时及以下；44.96% 的被调查者在差旅期间每周有 1～2 天感到睡眠不足；心理压力、睡眠环境等是影响差旅人士睡眠的主要因素。研究指出，酒店从为差旅人士营造良好的睡眠环境出发，可选择舒适的寝具，这有助于提高差旅人士的睡眠质量；从差旅人士个体角度看，则需要培养乐观心态，减少负面情绪，进而保证睡眠质量。

关键词： 差旅人士　睡眠时长　睡眠质量

一　引言

随着 2022 年底我国疫情防控政策的调整，商业和社会活动逐步恢复。2023 年，差旅人群也将逐渐活跃起来。携程 2022 年 5 月发布的《2021～2022 商旅管理市场白皮书》数据①显示，预计 2023 年中国商旅支出将同比增长 10%，达到 3710 亿美元，恢复至 2019 年的九成。商业活动的复苏，也让差旅人士的睡眠状况成为备受关注的研究议题。

---

① 参见《2023 年，"报复性出差"真的会出现吗？》，https://www.traveldaily.cn/article/170033，最后访问日期：2022 年 12 月 30 日。

对于差旅之行，人们一般会想到舟车劳顿，奔波忙碌。在工作任务的压力下，很多差旅人士面临不同情况的睡眠问题。由于异地出差，环境发生了变化，差旅人士的作息时间发生了变化，睡眠规律容易被打乱。对一些适应性较差的人来说，就可能引起失眠（张继东，2016）。Mark Rosekind 曾牵头做过一项关于商旅人士睡眠状况的研究，结果发现，飞越时区的商旅会严重影响生物节律，商旅人士需要花时间来调整身体状态，以保证睡眠效率和工作质量（参见钟华，2007）。选择住宿环境更好的酒店以及更有助于提升睡眠质量的寝具，成为差旅人士为提升睡眠质量而采取的措施。

本报告以差旅人士睡眠状况为切入点，采用深度访谈和问卷调查相结合的方法，分析差旅人士的睡眠状况以及影响其睡眠的各种因素，最后提出相关建议。

二 研究方法

（一）数据来源及样本情况

本研究所用数据来源于中国社会科学院社会学研究所于 2022 年 12 月开展的中国居民睡眠状况线上调查，调查样本覆盖除港澳台和西藏外的 30 个省、自治区、直辖市。样本为 19～72 岁的成年人，平均年龄为 28.07 ± 8.82 岁，其中差旅人士占总样本的 48.49%，样本量为 3076。

（二）深度访谈

本研究还访谈了 5 位典型的差旅人士，主要探讨差旅人士的睡眠质量、睡眠时长以及影响睡眠的因素。

表 1 受访者基本信息

受访者编号	受访者	职业	年龄	居住地	受教育程度
受访者 1	池女士	销售人员	35 岁	北京	本科
受访者 2	熊女士	咨询主管	30 岁	成都	本科
受访者 3	陈先生	企业中高层管理人员	38 岁	杭州	本科
受访者 4	俞先生	企业中高层管理人员	32 岁	上海	本科
受访者 5	梁女士	企业普通办公室职员	27 岁	广州	本科

三 研究结果

（一）差旅人士的睡眠状况

1.73.57%的被调查者入睡时间较迟，55.53%的被调查者在过去一个月有 1～7 天失眠

调查显示，20.32% 的被调查者在 23 点入睡，分别有 20.22% 以及 15.83% 的被调查者在 24 点/0 点以及凌晨 1 点入睡，说明多数差旅人士入睡时间偏晚（见图 1）。

> 基本上我出差的时候都是 12 点多才睡，或者更晚一些，因为白天的事情处理完，晚上可能会有应酬，回到酒店也比较晚了，自己再收拾一下，基本都会到这个点儿睡了。（受访者 1）

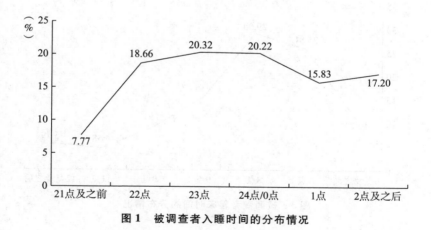

图 1 被调查者入睡时间的分布情况

在过去一个月中，有超一半（55.53%）的被调查者有 1～7 天的时间出现失眠现象；没有失眠情况的被调查者次之，占 26.82%。此外，3.19% 的被调查者在过去一个月中有超过 21 天的时间出现失眠现象（见图 2）。

2.65.54%的被调查者在早上 8 点及之前起床，有超九成的被调查者在差旅期间每晚平均睡眠时长在 8 小时及以下

起床时间为早上 8 点的被调查者最多，占比为 29.00%；其次为早上 7

点起床的被调查者，占 25.81% （见图 3）。

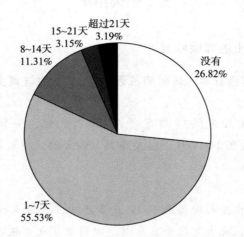

超过21天
3.19%

15~21天
3.15%

8~14天
11.31%

没有
26.82%

1~7天
55.53%

图 2 过去一个月被调查者失眠天数的分布情况

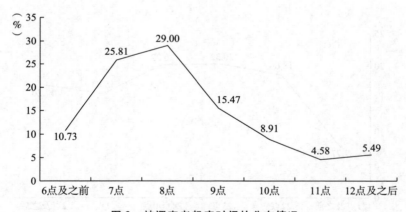

图 3 被调查者起床时间的分布情况

在睡眠时长上，过去一个月，超一半的（54.95%）被调查者每晚平均睡眠时长不足 8 小时。每晚平均睡眠时长为 8 小时的被调查者占比最高，为 27.60%；其次为 7 小时，占比为 26.07%。而 14.50% 的被调查者在过去一个月每晚平均睡眠时长为 6 小时，另有 14.38% 的被调查者每晚平均睡眠时长在 5 小时及以下（见图 4）。

在差旅期间，超九成（96.84%）的被调查者每晚平均睡眠时长在 8 小时及以下，71.42% 的被调查者每晚平均睡眠时长为 6 ~ 8 个小时；23.50%

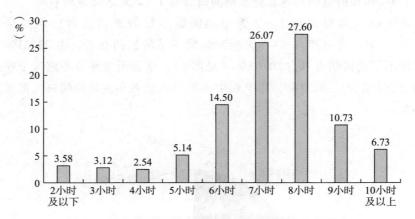

图4　过去一个月被调查者每晚平均睡眠时长分布情况

的被调查者每晚平均睡眠时长为 4～5 小时（见图 5）。

　　出差的话，时间安排上都不太一样，有的时候会一大早就需要起来，赶飞机去下一个地方，可能就会睡得少，大概 4 个小时吧，正常情况下也就睡五六个小时。（受访者 5）

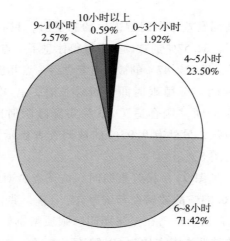

图5　差旅期间每晚平均睡眠时长分布情况

3. 44. 96％的被调查者在差旅期间每周有 1～2 天感到睡眠不足

在差旅期间每周有 1～2 天感到睡眠不足的被调查者比例最高，为 44.96％；其次为每周有 3～4 天感到睡眠不足的被调查者，占 23.21％；没有睡眠不足的被调查者占 20.03％（见图 6）。这表明大部分差旅人士在差旅期间会有睡眠不足的现象，其中 6.05％的被调查者在差旅期间每天都感到睡眠不足。

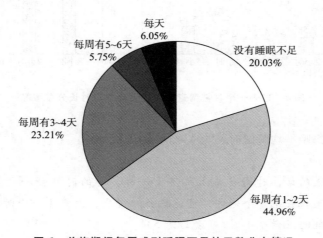

图 6　差旅期间每周感到睡眠不足的天数分布情况

与此同时，在被问及差旅期间醒来后的感受时，只有 14.86％的被调查者觉得充分休息过了，32.57％的被调查者觉得休息了一点儿，16.55％的被调查者不觉得休息过了，仍有 2.47％的被调查者觉得一点儿也没休息（见图 7）。

在被问及差旅期间实际睡眠时间是否够长时，有 47.46％的被调查者认为自己的实际睡眠时间"刚合适"，认为实际睡眠时间"不太够"的被调查者占比为 37.39％，另外有 9.95％的被调查者表示自己的实际睡眠时间"完全不够"（见图 8）。

调查数据显示（见图 9），在差旅期间，被调查者对自己睡眠质量的主观评价一般，仅有 16.64％的被调查者认为自己在差旅期间睡眠质量非常好；有 19.77％的被调查者认为自己在差旅期间睡眠质量不好，认为自己在差旅期间睡眠质量尚好的被调查者占比为 60.53％。

4. 出差频率越高，每晚平均睡眠时长越短

调查数据显示（见图 10），在排除疫情等影响下，一年内的出差频

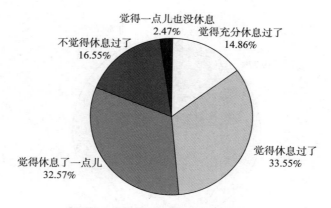

图 7　差旅期间醒来后的感受情况

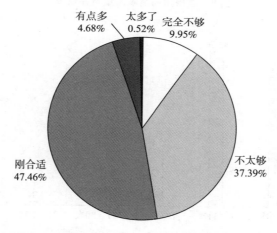

图 8　对差旅期间自己实际睡眠时间的评价情况

率为 6～11 次的被调查者占比最高，为 42.56%；其次是一年内的出差频率为 1～5 次的被调查者，占 35.66%；15.64% 的被调查者一年内的出差频率为 12～20 次；4.39% 的被调查者一年内的出差频率为 21～30 次；0.94% 的被调查者一年内的出差频率为 31～50 次；0.81% 的被调查者一年内的出差频率为 50 次以上。

　　进一步探究出差频率和差旅期间每晚平均睡眠时长之间的关系，在数据选择上，选取了一年内出差频率占比较大的三类被调查者进行比较，分别是一年内出差 6～11 次、一年内出差 1～5 次和一年内出差 12～20 次的被调

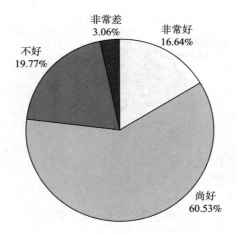

图9　差旅期间睡眠质量自评情况

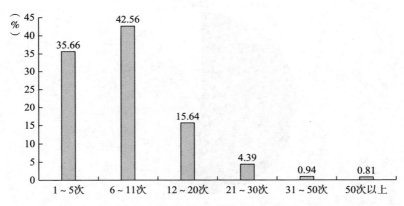

图10　在排除疫情等影响下，受访者一年内的出差频率

查者。

　　研究发现（见表2），差旅期间一年内出差12～20次的被调查者与其他两类被调查者相比，每晚平均睡眠时长为0～3小时和4～5小时的被调查者占比最高，分别为16.63%和19.54%；而一年内出差1～5次的被调查者与其他两类被调查者相比，每晚平均睡眠时长为6～7小时及8～9小时的被调查者占比最高，分别为44.21%和40.66%。由此可见，出差频率越高，差旅人士的每晚平均睡眠时长越短。

表 2　一年内出差频率与每晚平均睡眠时长的变化关系

单位：人，%

每晚平均睡眠时长	一年内出差 1~5 次		一年内出差 6~11 次		一年内出差 12~20 次	
	N	占比	N	占比	N	占比
0~3 小时	42	3.83	92	7.03	80	16.63
4~5 小时	68	6.20	102	7.79	94	19.54
6~7 小时	485	44.21	516	39.42	207	43.04
8~9 小时	446	40.66	512	39.11	71	14.76
10 小时及以上	56	5.10	87	6.65	29	6.03
总计	1097	100.00	1309	100.00	481	100.00

（二）影响差旅人士睡眠的因素

1. 心理压力

心理压力表现在心理、情绪和行为三个方面。心理压力是睡眠质量的重要影响因素之一。压力可以通过反刍思维和心理韧性的链式中介作用间接预测睡眠质量（王道阳等，2016）；压力感知和负面情绪的增加，会影响差旅人士的睡眠质量（林梦迪等，2018）。研究发现，认为工作压力太大导致经常失眠的被调查者占 33.22%，认为"工作让我有快要崩溃的感觉"的被调查者占 32.93%（见图 11）。而且有高达 81.73% 的被调查者有消极感受，比如情绪低落、焦虑及忧郁等。简言之，心理因素成为导致差旅人士睡眠质量差的主要因素之一。

> 有的时候出差会开一些比较正式的会议，像是表彰会，或者业务培训方面的，就需要自己准备很多资料，压力就会比较大，晚上在酒店也需要花很长时间来准备，就会熬到比较晚，再加上自己也会紧张，就会不太容易睡着，心里一直有事儿。（受访者 2）

2. 出差频率

本研究发现，一年内出差越频繁的人群每晚平均睡眠时长越短，而一年内偶尔出差的差旅人士的每晚平均睡眠时长较长，每晚平均睡眠时长集中在 6~7 小时和 8~9 小时之间。但是总体而言，大多数差旅人士的每晚平均睡眠时长

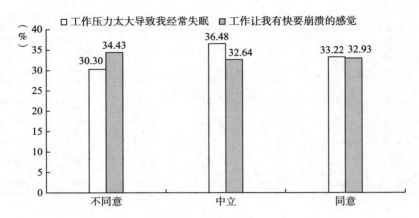

图 11　工作压力情况

不足 8 小时。

深度访谈发现，出差频率给差旅人士的心理和生理都带来了不小的挑战，出差频率越高的群体越容易感到疲惫，在工作和身体状态调整上也需要花更多的时间，并且还会减少实际睡眠时间，降低睡眠质量。

我疫情前每个月要出差 6~7 次，现在一般每个月 3 次左右吧。不喜欢出差，感觉身体和心理上都很累，觉得自己总是行走在出差和回来的路上。(受访者 3)

3. 酒店选择

环境因素也是影响差旅人士睡眠质量的主要因素之一。在差旅期间中，暂居处基本都是酒店，所以酒店的环境、服务、寝具等成为影响差旅人士睡眠质量的主要因素。调查研究显示，在选择酒店时，差旅人士主要看重的因素包括地理位置、价格、服务、寝具（床垫、枕头等）。其中看重地理位置因素的被调查者占 47.79%，看重价格因素的被调查者占 63.65%，看重服务因素的被调查者占 51.33%，看重寝具（如床垫、枕头等）因素的被调查者占 42.95%（见图 12）。

4. 睡眠环境

睡眠主要受个体和环境两方面因素影响。个体因素主要指睡眠相关疾

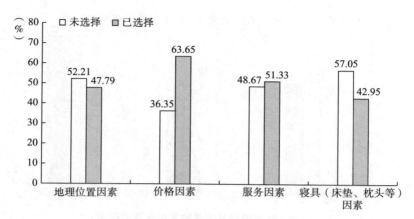

图 12　影响差旅人士选择酒店的主要因素

病、生活方式及年龄等，而环境因素主要包括声、光、温度、相对湿度等（李志辉等，2019）。

研究显示（见图 13），78.93% 的被调查者认为在差旅期间影响睡眠质量的主要因素是寝室睡眠环境因素；71.81% 的被调查者认为心理因素会影响睡眠质量；58.49% 的被调查者认为寝具（床垫、枕头等）因素影响睡眠质量。此外，认为室内温度、湿度不合适影响睡眠质量的被调查者占 39.69%，还有 45.25% 的被调查者认为环境噪声特别大影响睡眠质量（见图 14）。可见，环境因素非常重要。

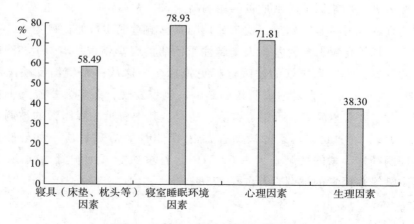

图 13　差旅期间影响睡眠质量的因素

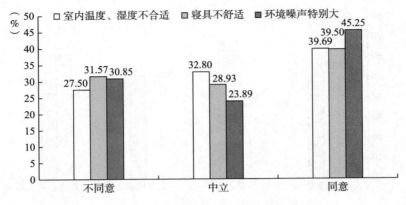

图 14　差旅期间影响睡眠质量的环境因素

　　深度访谈发现，在差旅期间，睡眠环境对睡眠质量的影响占主导地位，比如，环境噪声、室内温度等都会影响睡眠。

　　　　出差住的酒店的房间环境对我来说挺重要的，比如房间不太隔音能听到外边的一些噪声、屋内有异味或者空调不好用，冷热不能保持很适中的话，都会影响我的睡眠质量，有时候会睡不着、睡不踏实或者半夜醒来。（受访者4）

　　研究发现（见图 15），一年内出差 21～30 次的被调查者认为寝具（床垫、枕头等）因素影响睡眠质量的比例高达 53.33%，而一年内出差 1～5 次的被调查者认为寝具（床垫、枕头等）因素影响睡眠质量的比例为 40.47%。总体上，越是高频出差的差旅人士越注重酒店的寝具情况；有高达 88.10%的被调查者会为了有更好的睡眠选择更换床垫，这从一个侧面反映出寝具（床垫、枕头等）因素对睡眠质量的影响。调查发现，大多数差旅人士在选择床垫时主要看重品牌、价格、材质、功能。其中看重品牌因素的被调查者占 46.91%，看重价格因素的被调查者占 47.20%，看重材质（如乳胶、海绵、棕榈等）因素的被调查者占 69.21%，看重功能（如护脊、软硬调节、抗菌防螨等）因素的被调查者占 67.75%。

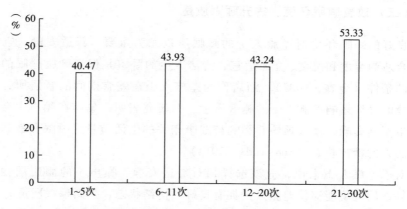

图 15   一年内出差频率与重视寝具（床垫、枕头等）因素之间的关系

四   对策建议

（一）培养乐观心态，减少负面情绪

乐观心态能维护健康，减少负面情绪，进而提升睡眠质量。托尔斯泰说，"生活，就应当努力使之美好起来"（参见王亚林，2019）。让生活美好起来的努力的前提是有健康的体魄。每天面对繁重的工作压力、变化的差旅生活，周而复始地循环，如果未能及时减压减负，人内心中的负面情绪会不断积聚，同时还会影响睡眠质量，甚至影响身心健康。而乐观心态，则能让人排解负能量，愉悦心情，提升睡眠质量，以更佳的身心状态投入工作生活中（王亚林，2019）。

（二）企业合理安排出差频率，减少员工的心理和身体负担

企业应合理安排员工出差频率，结合员工自身情况，比如抗压能力、工作熟练度、身体素质等，做出适合的工作安排，并且积极与员工沟通，拉近与员工的心理距离，并予以相应的激励，使员工在完成工作时有较大的积极性，从而使员工保持乐观向上的心态，拥有良好的睡眠质量，提高工作效率。

（三）改善睡眠环境，提升睡眠质量

良好的睡眠环境对差旅人士的睡眠质量尤为重要。舒适安静、空气流通、合适的温度和湿度、光照适宜、清洁卫生的卧室是保证健康睡眠的非常重要的条件（金鑫，2007）。酒店作为差旅人士在差旅期间的暂居所，其睡眠环境的好坏影响差旅人士的睡眠质量。有研究表明，暴露在噪声中会对健康产生不利影响，使人烦恼并影响与健康相关的生活质量、睡眠和暴露于噪声中的人的精神状态（Soo et al.，2014）。

对于差旅人士来说，应该选择相对舒适安静、噪声小的酒店居住，好的、舒适的环境能够使差旅人士拥有良好的情绪状态，提高睡眠质量。

对酒店而言，营造良好的睡眠环境不仅可以提高入住顾客的睡眠体验，还可以吸引顾客带动消费。同时，酒店可以通过选择好的寝具来吸引差旅人士。寝具对睡眠健康有着积极的促进作用，有分析表明，适合人体需要的寝具通常与更长的总睡眠时间和睡眠效率的适度提高有关（Gahan et al.，2022）；同时，选择舒适的寝具，可以提高使用者的睡眠质量和睡眠体验。

参考文献

黄晓，2022，《研究生五态人格与睡眠质量的关系》，硕士学位论文，皖南医学院应用心理学系。

金鑫，2007，《以睡眠环境科学理念引导和促进睡眠产业发展》，《新观点新学说学术沙龙文集 12：睡眠是医学问题还是社会问题》，中国科学技术出版社。

李红燕，2022，《全球经济金融形势分析》，《中国金融》第 3 期。

李志辉、张紫燕、黄晓梅、王亚红、孙永彦、章路、蔡澎，2019，《环境物理因素对睡眠影响的研究进展》，《环境与健康杂志》第 36 卷第 3 期。

林梦迪、叶茂林、彭坚、尹奎、王震，2018，《员工的睡眠质量：组织行为学的视角》，《心理科学进展》第 26 卷第 6 期。

刘姿含，2020，《选用床垫讲究多　适合自己睡眠香》，《江苏卫生保健》第 2 卷。

孙惠，2022，《"睡眠经济"能否让三亿人睡个好觉》，《中国人口报》第 22 卷第 3 期。

王道阳、戴丽华、殷欣，2016，《大学生的睡眠质量与抑郁、焦虑的关系》，《中国心理卫生杂志》第 30 卷第 3 期。

王亚林，2019，《乐观心态，决定事业成败的关键所在》，《江苏经济报》8 月 21 日第 2 版。

于昌勇、何中凯、张天帅，2022，《健康建筑环境下的健康睡眠技术体系研究》，《建设科技》第 15 卷。

张继东，2016，《常出差睡眠更须多讲究》，《现代养生》第 6 期。

钟华，2007，《拯救商旅睡眠灾难》，《商务旅行》第 5 期。

Gahan, L., Ruder, M., Rus, H. M., Danoff-Burg, S., Watson, N. F., Raymann, R. J., & Gottlieb, E. 2022. The association between mattress size and objectively measured sleep in 8, 214 users with bed partners. *Sleep Medicine*, 100 (S1). doi: 10. 1016/J. SLEEP. 2022. 05. 265.

Harvey, Allison G., Stinson Kathleen, Whitaker Katriina L, Moskovitz Damian, & Virk Harvinder. 2008. The subjective meaning of sleep quality: A comparison of individuals with and without insomnia. *Sleep*, 31 (3). 177doi: 10. 1093/SLEEP/31. 3. 383.

Soo, Jeong Kim, Sang Kug Chai, Keou Won Lee, Jae-Beom Park, Kyoung-Bok Min, Hyun Gwon Kil, Chan Lee, & Kyung Jong Lee. 2014. Exposure-response relationship between aircraft noise and sleep quality: A community-based cross-sectional study. *Osong Public Health and Research Perspectives*, 5 (2). doi: 10. 1016/j. phrp. 2014. 03. 004.

运动健身人群的睡眠研究报告

摘　要: 近年来,人们对个人健康的重视程度越来越高,健康已经成为人们生活的核心议题,越来越多的人开始重视锻炼身体。本研究采用定性访谈和定量研究相结合的方法,分析了运动健身人群的睡眠状况。调查结果显示:大部分运动健身的被调查者睡眠质量良好,睡眠满意度高;超过八成的被调查者在半小时左右入睡;过去一个月平均失眠天数少于总样本;大部分运动健身的被调查者晚睡早起,睡眠较为规律;被调查者每晚平均睡眠时长为 7.39 小时,但自我感知略有不足;等等。总体来说,运动健身人群的睡眠状况良好。同时,运动健身对睡眠有良好的改善效果。

关键词: 运动健身　睡眠质量　睡眠时长

一　引言

长期以来,国家高度重视全民健身。1995 年,国务院发布《全民健身计划纲要》;2014 年,国务院印发《关于加快发展体育产业促进体育消费的若干意见》;2016 年,中共中央、国务院发布《"健康中国 2030"规划纲要》。习近平总书记指出,"坚持以增强人民体质、提高全民族身体素质和生活质量为目标,高度重视并充分发挥体育在促进人的全面发展中的重要作用"[①]。

从 2009 年 8 月 8 日设立"全民健身日"至 2022 年 8 月 8 日已有 14 年,在这 14 年中,基层体育设施逐步完善,民众对运动的兴趣逐渐增加,越来越多的人加入了"运动大军","生命在于运动""健康源于生活细节"等成

---

① 《充分发挥体育在促进人的全面发展中的重要作用》,https://baijiahao.baidu.com/s? id = 1740544536858505039&wfr = spider&for = pc,最后访问日期:2023 年 1 月 20 日。

为国人生活理念。

《2022 中国健身行业数据报告》显示，自 2017 年以来，我国健身人口渗透率逐年提高，呈现连续五年增长的态势。2021 年我国健身人口渗透率为 5.37%。① 而运动健身人群中被失眠困扰的比例更低，运动好处颇多，其中"助眠"便是大众公认的。

有研究发现，运动有助于失眠人群睡得更香。运动健身能够有效改善老年睡眠障碍人群的睡眠质量，尤其可以有效提高睡眠效率、主观睡眠质量，延长睡眠时间（王耀霆等，2022）。不同运动强度对睡眠的促进作用存在差异，与每周运动 3~4 次的人相比，不运动的人更容易出现睡眠质量差的问题；每周运动频率较低和每次运动时长不足者容易出现睡眠质量差的问题（张莉等，2022）。运动可以改善睡眠，充足的运动可以减轻不良睡眠带来的一些消极影响。这为睡眠不足的人带来了希望，即便无法改善睡眠，但可以通过加强锻炼来减轻睡眠不足对健康的危害（Huang et al.，2022）。

生命在于运动，运动健身可以改善心理环境，增进心理健康，减轻现代社会竞争带给人们的压力。因此，本报告以运动健身人群的睡眠状况为切入点，通过定性访谈和定量研究，探讨运动健身人群的睡眠状况，进而提出有针对性的建议。

二　研究方法

（一）定量研究

本研究所用数据来源于中国社会科学院社会学研究所于 2022 年 12 月开展的中国居民睡眠状况线上调查。调查样本覆盖除港澳台和西藏外的 30 个省、自治区、直辖市。剔除无效样本后，获得有效样本 6343 个。样本为 19~72 岁的成年人，平均年龄为 28.07±8.82 岁，参与调查的人群中，有运动健身习惯的样本为 4214 个。

（二）定性访谈

本研究还访谈了 5 位典型的运动健身人士，主要探讨运动健身人士的睡

① 《〈2022 中国健身行业数据报告〉发布 全国健身会员数连续 5 年增长》，https://www.gongsh-engyun.cn/yunying/article-74895-1.html，最后访问日期：2022 年 12 月 30 日。

眠质量、睡眠时长以及运动对于睡眠的影响等。

表 1 受访者基本信息

受访者编号	姓名	职业	年龄	居住地	受教育程度
受访者 1	孟先生	企业的普通办公室职员	31 岁	成都	本科
受访者 2	王女士	行政主管	35 岁	北京	专科
受访者 3	张先生	企业的普通办公室职员	26 岁	上海	本科
受访者 4	郑女士	采购经理	29 岁	广州	本科
受访者 5	高先生	企业中高层管理人员	32 岁	杭州	本科

三 研究结果

（一）运动健身人群的睡眠状况

1. 大部分运动健身的被调查者睡眠质量良好，睡眠满意度较高

从匹兹堡睡眠质量评价来看，运动健身人群中睡眠质量很好的被调查者占比高达 85.59%，高于总体水平（83.24%），睡眠质量还行和睡眠质量一般的被调查者累计占比为 14.42%（见图 1）。整体上，运动健身人群的睡眠

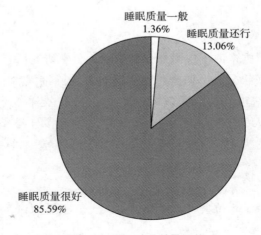

图 1 匹兹堡睡眠质量评价

质量略高于总体水平，大部分运动健身的被调查者睡眠质量良好。

访谈中也发现，受访者睡眠质量良好，睡眠比较安静，可以睡整觉。

整体的睡眠还是比较平和，不会像以前经常做梦，现在做梦少了就没有那么浮躁，睡眠还是比较安静的那种感觉，第二天也是比较清醒。（受访者2）

睡眠质量的话我觉得还算比较高，就是因为基本上睡觉中间不会因为睡得不舒服或者一些其他原因被打断。（受访者3）

运动时间受个人的爱好、习惯及工作时间的影响。有人喜欢晨起锻炼，为一天高效自律的生活开了个好头；也有很大一部分人喜欢在晚上运动。总之，出于不同的原因，人们选择不同的时间、不同的方式、不同的频率、不同的时长等进行运动。有研究表明，不同类型的健身运动对睡眠质量均有影响，且从强到弱依次为八段锦、太极拳、有氧运动；不同强度的健身运动对睡眠质量均有影响，且从强到弱依次为中强度运动、低强度运动、高强度运动（王耀霆等，2022）。

调查显示，不同运动健身方式方面，运动健身方式为专业球类运动，如足球、篮球、网球等的被调查者睡眠质量很好的比例最高，为91.02%；在不同运动健身频率方面，每天1次的被调查者睡眠质量很好的比例最高，为89.10%；在不同运动健身时长方面，每次0.5～1小时的被调查者睡眠质量很好的比例最高，为86.79%（见图2）。

对于"睡眠后是否觉得充分休息过了"这一问题，超过八成的运动健身的被调查者表示觉得休息过了，其中，19.60%的运动健身的被调查者表示"觉得充分休息过了"，35.33%的运动健身的被调查者表示"觉得休息过了"，27.38%的运动健身的被调查者表示"觉得休息了一点儿"，除此之外，还有15.88%的运动健身的被调查者表示"不觉得休息过了"，1.80%的运动健身的被调查者表示"觉得一点儿也没休息"（见图3）。可见，大部分运动健身的被调查者的睡眠质量良好，睡眠满意度较高。

2. 超过八成的运动健身的被调查者在半小时左右入睡

本次调查结果显示，超过八成的运动健身的被调查者会在半小时左右入睡，其中22.71%的运动健身的被调查者表示自己几乎上床就能睡着，59.04%

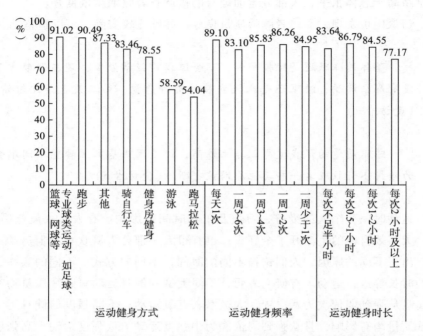

图2　不同运动健身方式、频率、时长的被调查者睡眠质量很好的比例

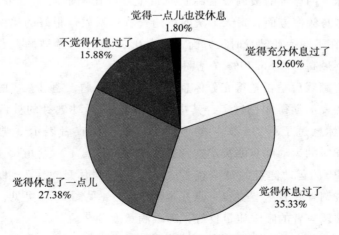

图3　对睡眠后休息情况的评价

的运动健身的被调查者表示自己可以在上床后半小时左右睡着，然而还有
1.78%的运动健身的被调查者存在入睡困难的问题，在过去一个月里每晚通常
需要花两个小时以上的时间才能入睡（见图4）。

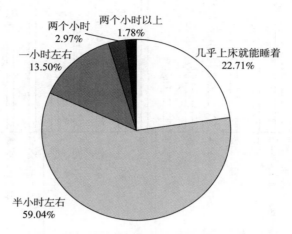

图4 不同运动健身的被调查者入睡时长的分布

本次调查结果显示，在入睡时长方面，运动健身方式为跑步的被调查者
几乎上床就能睡着的比例最高，为26.25%；在不同运动健身频率方面，每
天1次的被调查者几乎上床就能睡着的比例最高，为37.79%；在不同运动
健身时长方面，每次不足半小时的被调查者几乎上床就能睡着的比例最高，
为30.61%（见图5）。

3. 过去一个月平均失眠天数少于总样本

本次调查结果显示，36.21%的运动健身的被调查者在过去一个月没有
失眠情况，50.57%的运动健身的被调查者在过去一个月的失眠天数为1~7
天，在过去一个月失眠天数在8天及以上的运动健身的被调查者比例仅为
13.22%（见图6）。过去一个月平均失眠天数为3.94天，少于总样本的
4.26天，可见，运动健身人群失眠天数较少。

4. 大部分运动健身的被调查者晚睡早起，睡眠较为规律

本次调查结果显示，运动健身的被调查者上床睡觉的时间集中在22~
24/0点，23点上床睡觉的被调查者最多，占比为22.69%；其次为22点，
占比为21.36%，47.67%的被调查者在零点及之后上床睡觉（见图7），大
部分运动健身的被调查者睡觉晚。

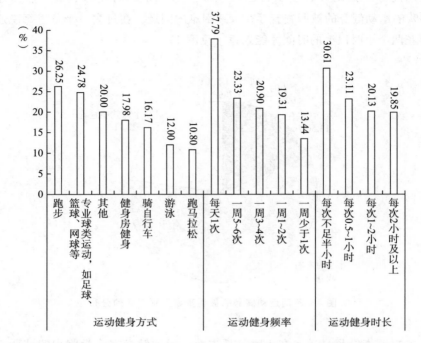

**图 5　不同运动健身方式、频率、时长的运动健身的被调查者
几乎上床就能睡着的比例**

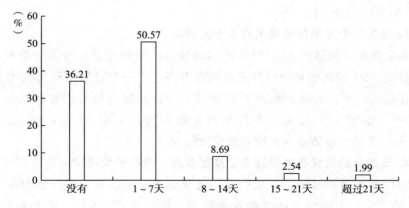

图 6　过去一个月的失眠天数情况

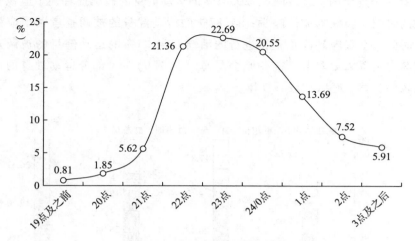

图7 上床睡觉时间分布情况

本次调查结果显示，运动健身的被调查者的起床时间集中在7~8点，8点起床的被调查者最多，占比为28.74%；其次为7点，占比为28.31%；69.25%的被调查者在8点及之前起床（见图8）。可见，大部分运动健身的被调查者存在晚睡早起的情况。

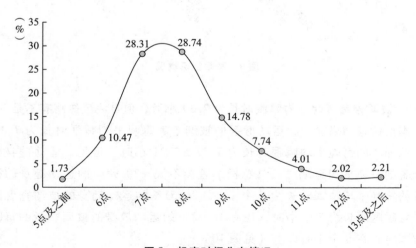

图8 起床时间分布情况

在睡眠拖延方面，26.63%的运动健身的被调查者表示自己总是规律就寝（有一个规律的就寝时间）；20.81%的运动健身的被调查者到了应该关灯睡觉的时间，会立刻关灯睡觉；17.87%的运动健身的被调查者到了应该睡觉的时间，会很容易停止正在进行的活动；14.24%的运动健身的被调查者即使第二天不需要早起，前一晚会早睡（见图9）。大部分运动健身的被调查者较为自律，睡眠比较有规律。

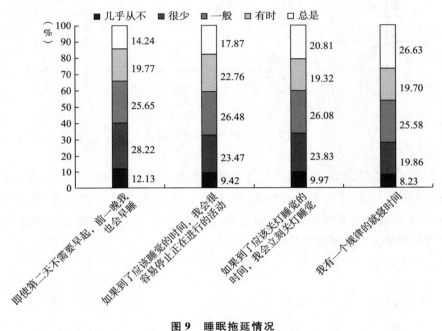

图 9　睡眠拖延情况

5. 被调查者每晚平均睡眠时长为 7.39 小时，但自我感知略有不足

本次调查结果显示，运动健身的被调查者每晚平均睡眠时长为 7.39 小时，总样本的每晚平均睡眠时长为 7.37 ± 2.21 小时。可见，运动健身的被调查者的每晚平均睡眠时长与总样本差异不大。30.94%的运动健身的被调查者的每晚平均睡眠时长为 8 个小时，26.51%的运动健身的被调查者的每晚平均睡眠时长为 7 个小时，还有 18.32%的运动健身的被调查者的每晚平均睡眠时长在 8 个小时以上（见图 10）。

然而，本次调查结果显示，53.70%的运动健身的被调查者表示自己的睡眠时长刚合适，但也有 33.82%的运动健身的被调查者认为自己的睡眠时

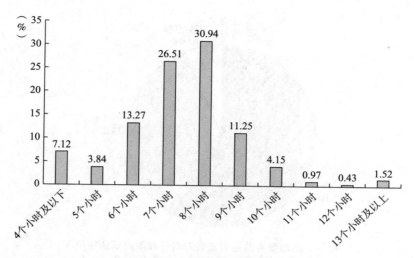

图 10 被调查者每晚平均睡眠时长分布情况

长不太够，6.69%的运动健身的被调查者认为自己的睡眠时长完全不够（见图 11）。

访谈发现，受访者在工作日时平均拥有七八个小时的睡眠，但依旧觉得睡眠不足，第二天醒来后的精神状态不好，"严重一点的话甚至可以说是萎靡不振"。

工作日的时候差不多八点左右起床，我理想的睡眠是至少要达到 8个小时，实际上七个半小时就可以了，但如果连 7 个小时都没达到，我就会觉得是完全没休息好，严重一点的话甚至可以说是萎靡不振，比较疲惫。（受访者 1）

每天大概就 7：00～7：30 起床，也就是 7 个小时左右的睡眠。每天醒来后，刚起床的时候有点发蒙，可能需要 10～15 分钟的清醒时间。（受访者 3）

每天差不多有七八个小时的睡眠时间，每天醒来之后的精神状态不是特别好。如果做梦就感觉没睡好，而且我是属于不是睡够时长了就 ok 的，我感觉睡够了也是很累。（受访者 4）

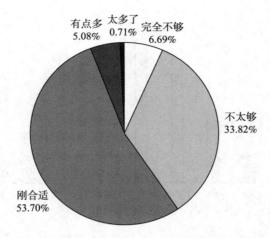

图 11　运动健身的被调查者对自己睡眠时长的评价

6. 运动健身对于睡眠有良好的改善效果

本次调查结果显示，59.80% 的运动健身的被调查者在运动健身后睡眠更安稳了；56.22% 的运动健身的被调查者在运动健身后入睡时间减少了，可以更快入睡；仅有 6.24% 的运动健身的被调查者在运动健身后对睡眠没有太大影响（见图 12）。运动健身对于睡眠具有良好的改善效果。

访谈发现，大多数受访者认为睡眠与运动有关，运动可以使身体"处于疲惫状态"，从而促进睡眠。

> 我认为睡眠与运动还是有一定的关联。我一周大概会去四次健身房，每一次大概两个小时，偶尔只达到一个小时的话，我觉得根本没有练到位，身体并没有处于疲惫状态、想要休息的状态，所以当天的睡眠就可能不会特别踏实和放松。（受访者1）

> 如果我今天跑步了，我晚上的睡眠会好一些；如果今天没有跑或者一段时间没有跑，我觉得我的睡眠质量就下降了。保证一定的运动量之后，你的身体会感觉累，你的睡眠深度就会更深一点，你的睡眠时间也会更长一点。（受访者4）

运动和睡眠是息息相关的，经常运动，经常出汗，排出体内的杂质，身体才会越来越好。（受访者5）

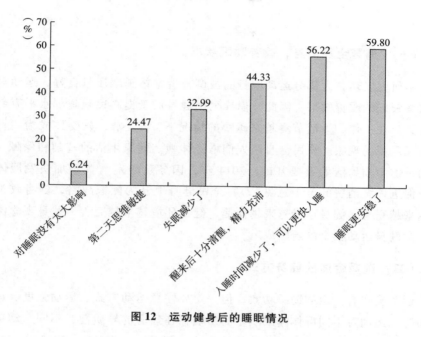

图12 运动健身后的睡眠情况

（二）运动健身人群的睡眠状况总结

本次调研结果显示，大部分运动健身的被调查者睡眠质量良好，睡眠满意度高，足球、篮球、网球等专业球类运动，每天运动健身1次，每次运动健身0.5～1小时，对于提高睡眠质量的效果更好；运动健身人群入睡快，超过八成的被调查者会在半小时左右入睡，跑步、每天运动健身1次、每次运动健身不足半小时更能加快入睡；运动健身人群失眠天数少，过去一个月平均失眠天数为3.94天，少于总样本的4.26天；大部分运动健身的被调查者晚睡早起，睡眠较为规律；被调查者每晚平均睡眠时长为7.39小时，但自我感知略有不足，运动健身对睡眠有良好的改善效果。

四 对策建议

（一）倡导全民健身，改善睡眠状况

本研究发现，大部分运动健身的被调查者整体睡眠质量良好，运动对于睡眠有较好的改善效果，因此，倡导全民健身对于提高民众睡眠水平有着重要意义。在工作、生活节奏越来越快的情况下，"久坐、熬夜"成为一种需要引起重视的现象。全民健身是人们增强体魄、健康生活的基础和保障，是人们过上幸福生活的重要基础。2014 年，国务院印发《关于加快发展体育产业促进体育消费的若干意见》，将全民健身上升为国家战略，健身政策举措越来越完善、健身途径越来越便捷、健身环境越来越完善，健身观念深入人心，健身运动在全国蔚然成风。

（二）选择合适的健身方式

运动确实有一定的助睡功效，但一定要注意运动方式、运动强度、运动时间等。运动对不同群体睡眠质量的影响存在显著的异质性，不同运动项目对睡眠质量的改善效果存在显著的异质性（郭思远、董亚琦，2022）

运动健身对身体有很多好处，尤其是对身体健康状况不是很好的人来说，多参加运动可以让身体更加健康，并且对于心理状态也有比较大的改善；不同的运动健身方式对身体有不同的调节作用，个人可以根据自己的实际情况以及个人喜好选择合适的运动。例如，做一些有氧运动，使大脑得到充分的调节和休息，经常性地参加有氧运动的人在睡觉时能够很快入睡（杨艳，2013）。形式丰富、中等强度的体育运动能有效改善老年人和大学生的睡眠质量（郭思远、董亚琦，2022）。

（三）科学计划、规律运动、规律睡眠

本研究发现，运动健身人群的睡眠拖延情况较少，睡眠较为规律，这也是大部分运动健身人群睡眠质量较好的一个原因。美国心脏协会曾得出结论，运动的效果和规律的、持续的运动密切相关，最佳的运动时间是能规律

地保持运动的时间。①　保证规律的运动、规律的睡眠，有益于身体健康。

参考文献

郭思远、董亚琦，2022，《运动对睡眠质量影响的 Meta 分析》，《体育科技文献通报》第 30 卷第 10 期。

贺静，2019，《不同身体练习方式对大学生睡眠质量的影响研究》，博士学位论文，华东师范大学体育教育训练学系。

贺静、孙有平、邱林利，2022，《不同方式一次性运动对大学生睡眠质量的影响及其生理机制》，《第十二届全国体育科学大会论文摘要汇编》（未出版）。

王洪丽，2021，《运动对阻塞性睡眠呼吸暂停综合征患者睡眠质量的影响》，《当代护士（下旬刊）》第 28 卷第 7 期。

王耀霆、王红雨、姚佳琴、徐文静，2022，《健身运动对老年睡眠障碍患者睡眠质量干预效果的 Meta 分析》，《第十二届全国体育科学大会论文摘要汇编》（未出版）。

吴炜炜、兰秀燕、邝惠容、姜小鹰，2016，《传统健身运动对老年人睡眠质量影响的 Meta 分析》，《中华护理杂志》第 51 卷第 2 期。

谢艳春，2014，《递增负荷力竭运动对核心体温及血清中应激性神经递质的影响》，硕士学位论文，沈阳体育学院运动人体科学系。

杨艳，2013，《有氧运动及其对人体健康的影响》，《中共太原市委党校学报》第 3 期。

翟海亭、杨之慧，2021，《体能类运动对普通大学生睡眠质量影响的 Meta 分析》，《第八届中国体能高峰论坛暨第二届中国体能训练年会专题口头汇报论文集》（未出版）。

张莉、郭奕瑞、杨艳、王彦欧、郭聪芳、刘颖、黄雪梅、张敏英，2022，《健康体检人群运动与睡眠质量的关系》，《江苏医药》第 48 期。

Huang, B. H., Duncan, M. J., Cistulli, P. A., Nassar, N., Hamer, M., & Stamatakis, E. 2022. Sleep and physical activity in relation to all-cause, cardiovascular disease and cancer mortality risk. *British Journal of Sports Medicine*, 56 (13): 718–724.

---

① 　参见顾宁《健身与健康指导：选择锻炼时间由你做主》，https://www.sport.gov.cn/n20001280/ n20745751/n20767239/c21668503/content.html，最后访问日期：2022 年 12 月 30 日。

大学生睡眠状况及其影响因素调研报告

摘　要： 本报告选取大学生为被调查对象，采用混合方法研究（MMR）中的 QUAL→QUAN 设计策略，多视角分析影响大学生睡眠质量、睡眠认知与睡眠评价的相关因素。调查发现，电子产品使用、心理原因、学习任务、睡眠环境等客观因素均是影响大学生睡眠质量的重要因素。主观上，68.86% 的被调查者能够清晰地认识到规律作息的重要性，89.79% 的被调查者能够认识到睡眠可能导致健康风险，但是 52.6% 的被调查者并没有积极改变自己的睡眠习惯，作息依旧不规律。睡眠问题在大学生群体中较为常见，但 31.48% 的被调查者认为社会各界对于年轻人睡眠问题并未给予足够的关注。最后，本报告就如何改善和提升大学生睡眠质量、保证充足睡眠、积极应对睡眠障碍提出相应的建议。

关键词： 大学生　睡眠质量　睡眠认知　睡眠评价

一　引言

睡眠质量是衡量个体及群体生活质量的重要指标，也是影响个体身心健康的主要因素，与人们的健康息息相关。良好的睡眠质量能够促进个体精神状态的改善，使机体更有活力。睡眠越来越被认为是促进健康的重要生活方式因素。但随着现代社会生活节奏的加快，社会竞争日益激烈、压力增大，睡眠状况不容乐观。世卫组织调查发现，全球有 27% 的人存在不同程度的睡眠问题（Vakharia et al.，2018），较差的睡眠质量对个体的生理、心理和社会功能均会造成不同程度的损害（张晓圆等，2020）。

梳理当下针对不同年龄段群体的睡眠质量研究可以发现，国内外对于睡眠与身心健康的研究多聚焦于老年群体（Faubel et al., 2009；Leng et al., 2020），对于大学生群体的关注相对较少。大学生群体具有鲜明的特征：一方面，该群体易受环境及不良生活习惯影响，熬夜频率较高；另一方面，该群体社会经验相对缺乏，在面对激烈的学业竞争及生活和工作的压力时，更易产生焦虑、烦躁、紧张等情绪，处理不当极可能引发各种心理问题（赵洁等，2021）。青年人存在睡眠时间较短、质量不高等睡眠障碍问题，该问题也成为影响青年人生理及心理的重要因素（马齐芳等，2022；张理义等，2015；姜兆萍、李梦，2019）。

本研究以大学生睡眠状况为切入点，通过文献分析与网络调研、深度访谈与问卷调查，采用混合方法研究（Mixed Methods Research，MMR）中的QUAL→QUAN设计策略，对不同年级大学生群体的睡眠状况及其相关影响因素进行比较分析，从系统角度、关系角度和组织发展动态角度分析影响大学生睡眠质量相关因素间的作用关系，进而有针对性地提出相关建议。

二 研究方法

（一）深度访谈

深度访谈能够协助研究者突破研究前带入的或研究中出现的偏见和假定，使建立的理论架构更加接近于实际，统合完整并具有解释力。研究结果能够为下一步定量研究的量表开发与量化研究提供指导。

为全面了解大学生群体睡眠的客观情况以及影响其睡眠的因素，本研究采用了半结构式深度访谈和文本分析的方法，对文字资料、访谈资料以及相关文献和相关媒介报道进行分析。考虑到质性研究要求受访者对相关研究问题已经有所了解和认识，为了更加详细地了解当代大学生睡眠状况与相关认知情况，在选择访谈对象时考虑了城市、年级、专业等因素，最终选取了来自全国10个不同城市、不同年级和专业的10名大学生（见表1）。

表1 受访者基本信息

受访者编号	居住地	性别	年龄	年级	现阶段就读学历层次	学科/专业
受访者1	桂林	女	20岁	大三	本科	艺术学/视觉传达设计

续表

受访者编号	居住地	性别	年龄	年级	现阶段就读学历层次	学科/专业
受访者 2	大连	男	29 岁	博三	博士	管理学/组织行为学
受访者 3	郑州	女	23 岁	大四	本科	工学/土木工程
受访者 4	包头	男	20 岁	大二	本科	医学/临床医学
受访者 5	长沙	男	24 岁	研一	硕士	理学/生物学
受访者 6	北京	女	20 岁	大三	本科	工学/食品科学工程
受访者 7	广州	男	20 岁	大二	专科	医学/中药学
受访者 8	成都	男	19 岁	大一	专科	经济学/大数据与会计
受访者 9	苏州	女	26 岁	研三	硕士	文学/新闻与传播
受访者 10	哈尔滨	女	26 岁	研二	硕士	哲学/美学

　　研究中，以半结构式访谈提纲为框架，访谈者与受访者进行深入沟通。同时，组织两场焦点小组访谈，鼓励受访者还原在宿舍中的睡前情况与睡眠状况，尽量创建拟态环境，从而对真实信息进行深度挖掘。访谈提纲主要围绕睡眠时间、睡眠质量、睡前行为、睡眠障碍、风险认知等展开（见表 2）。

表 2　访谈提纲

访谈主题	问题举例
基本信息	1. 今年几年级？在哪里就读？学什么专业？
	2. 是否住校？学校提供的住宿条件如何？一个宿舍有几个人？
	3. 学习任务繁重吗？有没有升学或就业的压力？
睡眠时间	1. 一般几点入睡？几点起床？有课的时候和没课的时候睡觉时长有区别吗？
	2. 是否午睡？在哪里午睡？平均午睡时长有多久？
	3. 存在入睡或起床困难的问题吗？
睡眠质量	1. 觉得自己的睡眠质量怎么样？为什么这样评价？
	2. 在睡眠中是否曾经受到某种因素的影响？都有哪些因素会影响您的睡眠？
	3. 是否常有越睡越困或越睡越累的感觉？
睡前行为	1. 在睡前一般会做什么事情？
	2. 睡前行为会对睡眠有影响吗？影响程度如何？

访谈主题	问题举例
睡眠障碍	1. 是否经常失眠？失眠的原因是什么？会不会因失眠而焦虑？
	2. 是否经常熬夜？熬夜的原因是什么？
	3. 睡不着的时候通常会做什么？
风险认知	1. 有没有因为睡眠存在问题在网上搜索、咨询过？
	2. 有没有因为睡眠存在问题求助过医生？
	3. 有没有使用过某些助眠产品？效果如何？
	4. 有没有通过什么方式缓解睡眠问题？是否有效？

通过与不同年级的大学生针对睡眠问题进行直接交流，较为系统地考察了大学生睡眠现状、存在的问题与影响因素，并就影响睡眠的主要因素、睡眠质量、心理问题等进行了探讨。同时，通过了解大学生睡前时段使用社会化媒体（包括短视频、直播）的情况，与校医沟通，了解大学生睡眠问题的就医情况，分析大学生睡眠问题的深层影响因素，并初步探索深层影响因素与因变量之间的关系。

通过以上访谈与探讨，并参考《匹兹堡睡眠质量指数（PSQI）量表》与《睡眠状况自评量表（SRSS)》的问卷结构和量表编制，设计调研问卷，对问卷和变量的测量题项进行调整，保证问卷结构的完整和内容的有效性。

（二）问卷设计与发放

本研究所有数据源于桂林电子科技大学于2022年12月开展的当代大学生睡眠状况线上调查。在正式发放问卷前，通过了小样本前测，对问卷题项的表述、可辨识度、答题逻辑进行检测，保证问卷的科学性和规范性；根据前测结果、被调查者的反馈以及被调查者在填写问卷过程中遇到的问题对问卷进行修改和完善，确保问卷质量。

本研究调查问卷由以下三部分组成。

第一部分是被调查者的人口统计学信息，包括性别、年龄、所在年级、所学专业，以及是否住校等。

第二部分围绕基础睡眠情况进行调查。问卷包括入睡时间、起床时间、睡眠时长、午睡情况、睡前行为、熬夜与失眠情况等内容。

第三部分围绕大学生群体睡眠认知与睡眠评价进行测量。所有变量都采用李克特 1~5 级量表设计，自"完全同意"至"完全不同意"，以正向计分进行测量。问卷包括睡眠质量满意度认知、睡眠障碍认知、学校住宿睡眠环境认知、睡眠健康风险认知等内容。

本研究采用 SPSS 26.0 对调查数据进行分析，以 Cronbach's Alpha 值为度量标准对各变量及其测度项进行信度分析，Cronbach's Alpha 值均大于 0.7，表明具有较好的信度。本研究中变量的效度 KMO 值 > 0.6，$p < 0.001$，特征根均大于 1。采用的方法有描述性统计分析、独立样本 t 检验、单因素方差分析、相关分析等。

（三）描述性统计

通过调查问卷的发放与回收，一共获得 2017 个有效样本。样本涵盖了除西藏、台湾和香港外的中国 31 个省级行政区的普通本专科学生、研究生群体。从性别构成来看，女性占 64.80%（$N = 1307$），男性占 35.20%（$N = 710$）。从年龄构成来看，18~25 岁的被调查者占 86.17%（$N = 1738$），18 岁及以下被调查者占 7.19%（$N = 145$），25~30 岁的被调查者占 5.35%（$N = 108$），30 岁以上的被调查者占 1.29%（$N = 26$）。从所在年级来看，专科生占 16.61%（$N = 335$），本科生占 61.67%（$N = 1244$），硕士研究生占 19.58%（$N = 395$），博士研究生在读占 2.13%（$N = 43$）。从是否住校来看，住校生占 89.64%（$N = 1808$），不住校生占 10.36%（$N = 209$）。从学科方向来看，涵盖我国学位授予和人才培养学科中的 14 个学科门类；从专业来看，均在我国大学专业 92 个学科大类、703 个具体专业中，符合调查要求（见表 3）。

表 3　样本的人口学特征

单位：人，%

变量		样本量（N）	占比	累计百分比
性别	男	710	35.20	35.20
	女	1307	64.80	100.00
年龄	18 岁及以下	145	7.19	7.19
	18~25 岁	1738	86.17	93.36

续表

变量		样本量（N）	占比	累计百分比
年龄	25~30 岁	108	5.35	98.71
	30 岁以上	26	1.29	100.00
年级	专科一年级	163	8.08	8.08
	专科二年级	81	4.02	12.10
	专科三年级	91	4.51	16.61
	本科一年级	475	23.55	40.16
	本科二年级	282	13.98	54.14
	本科三年级	328	16.26	70.40
	本科四年级	159	7.88	78.28
	硕士研究生一年级	213	10.56	88.84
	硕士研究生二年级	122	6.05	94.89
	硕士研究生三年级	60	2.97	97.87
	博士研究生在读	43	2.13	100.00
是否住校	是	1808	89.64	89.64
	否	209	10.36	100.00
学科方向	哲学	46	2.28	2.28
	经济学	55	2.73	5.01
	法学	105	5.21	10.21
	教育学	86	4.26	14.48
	文学	86	4.26	18.74
	历史学	74	3.67	22.41
	理学	101	5.01	27.42
	工学	393	19.48	46.90
	农学	13	0.64	47.55
	医学	96	4.76	52.31
	军事学	6	0.30	52.60
	管理学	85	4.21	56.82
	艺术学	849	42.09	98.91
	交叉学科	22	1.09	100.00

三 研究结果

（一）大学生群体睡眠状况分析

不同人的睡眠状况不尽相同，入睡时间与睡眠时长也存在差异。为保证后期分析的准确有效，问卷中对被调查者的入睡时间、起床时间、平均睡眠时长、午睡习惯、睡前行为、熬夜情况、睡眠障碍情况等进行了调研。

1. 睡眠时间

从入睡时间（见图 1）来看，入睡时间在 23:30 以后的被调查者占比接近 80%，而入睡时间在凌晨 1:30 以后的被调查者也占 16.96%。

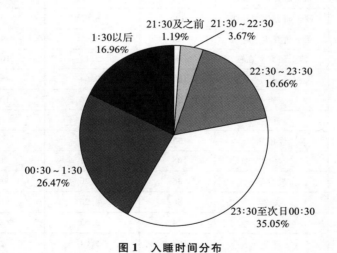

图 1　入睡时间分布

从起床时间（见图 2）来看，起床时间在 7:30 ~ 8:30 的被调查者占比最高（39.81%），在 6:30 ~ 7:30 起床的被调查者占 22.41%，在 8:30 ~ 9:30 起床的被调查者占 17.75%。

从平均睡眠时长（见图 3）来看，平均睡眠时长为 6 ~ 8 小时的被调查者占比最高（62.67%），平均睡眠时长为 8 ~ 10 小时的被调查者占 19.73%，平均睡眠时长为 6 小时及以下的被调查者占 15.47%，平均睡眠时长为 10 小时以上的被调查者占 2.13%。

从午睡习惯（见图 4）来看，有午睡习惯和偶尔有午睡习惯的被调查者

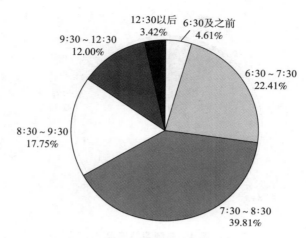

图 2　起床时间分布

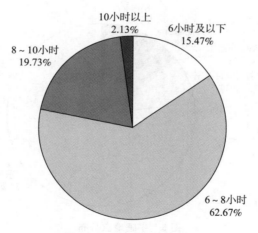

图 3　平均睡眠时长分布

占90.08%。77.29%的被调查者选择在宿舍午睡（见图5）。51.21%的被调查者的午休时长为0.5～1小时（见图6）。

2. 睡眠障碍

调查结果显示，仅有14.43%的被调查者没有越睡越困的情况，46.11%的被调查者偶尔有越睡越困的情况，39.46%的被调查者有越睡越困的情况（见图7）。

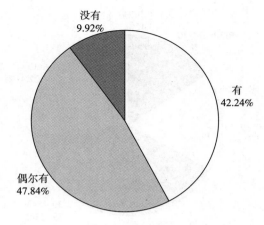

图 4 午睡习惯情况

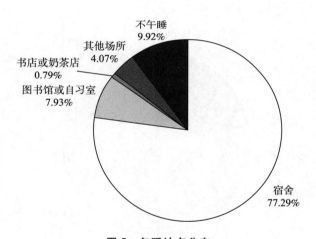

图 5 午睡地点分布

从失眠情况（见图 8）来看，会失眠的被调查者占 23.20% ，偶尔会失眠的被调查者占 54.49% ，不会失眠的被调查者占 22.31% 。由此可见，77.69% 的被调查者的睡眠质量不高。

从熬夜情况（见图 9）来看，会熬夜的被调查者占 57.96% ，偶尔会熬夜的被调查者占 38.97% ，不会熬夜的被调查者只占 3.07% 。在熬夜原因（见图 10）方面，"思绪太多，难以入睡"的被调查者比例最高，为 52.06% ，即一半多的被调查者认为心理原因是熬夜的主要原因，对其睡眠质量的影响也

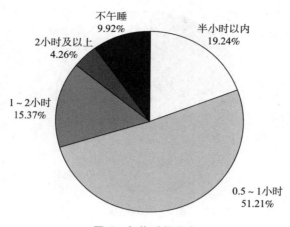

图 6 午休时长分布

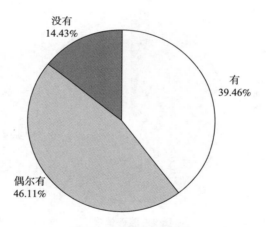

图 7 越睡越困的情况

最大。其次是电子产品娱乐因素，占 50.12% 。排在第三位的是"学习任务没有完成"，占 41.99% 。结合深度访谈可知，目前高校不同专业学习任务不同，且部分高校培养结构不合理、主干课程集中导致作业量增加等，使大学生熬夜赶作业。

3. 睡眠影响因素

从对睡前行为的调查结果可知（见图 11），83.44% 的被调查者使用电子产品娱乐，如看视频、直播，打游戏，等等；40.11% 的被调查者选择跟

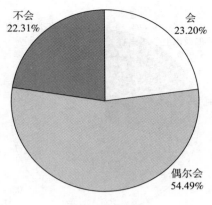

图 8　失眠情况

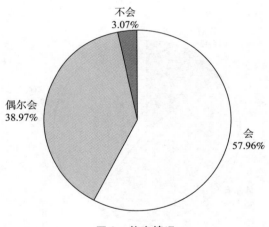

图 9　熬夜情况

舍友聊天。

　　从对睡眠过程中的影响因素的分析可见（见图 12），心理原因（如由学业压力、情感问题造成的焦虑、情绪波动等）占 65.59%。心理原因成为影响睡眠的主要原因。个人行为（如电子产品的诱惑、社交等）占 62.07%。外界原因（如蚊虫叮咬、学校提供的住宿条件不好、室友打呼噜、开麦打游戏等）占 54.59%，成为被调查者睡眠质量的第三大影响因素。而病理原因（如感冒等）和其他原因的影响相对较小。

　　从对失眠后的行为的调查结果可知（见图 13），在睡不着的情况下，选

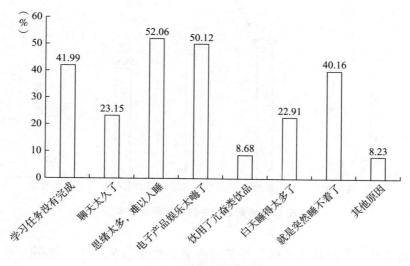

图 10　熬夜原因分布

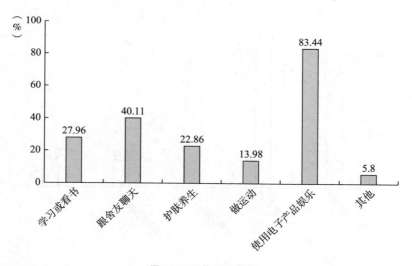

图 11　睡前行为分布

择"不睡了，找一些消遣方式"（如玩手机、看直播、吃东西、出去看夜空等）的被调查者占 52.60%，选择"强迫自己睡"（如数羊）的被调查者占39.51%，选择"求助助眠工具"（如助眠音频）的被调查者占 37.04%。这说明部分被调查者对于失眠、熬夜有一定风险认知，体现出一定的自控能

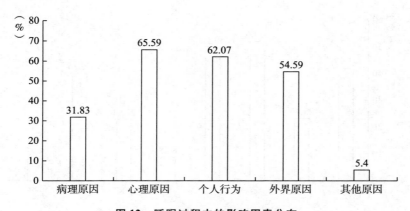

图 12　睡眠过程中的影响因素分布

力。而选择"借助药物睡眠"的被调查者占比仅为 9.72%，说明大部分大学生不考虑借助药物调节睡眠。

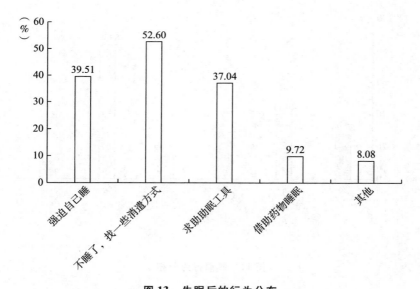

图 13　失眠后的行为分布

4. 对睡眠问题导致健康风险的认知

从年轻人也会因睡眠问题导致一些健康风险的调查结果可知（见图 14），选择完全同意的被调查者占 45.81%，选择同意的被调查者占 43.98%，选择不确定的被调查者占 6.54%，选择不同意的被调查者占 2.18%，选择完全不同意的被调查者占 1.49%，表明大部分大学生已经意识到睡眠问题会导致健康风险。

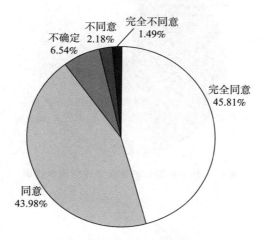

图 14　对睡眠问题导致健康风险的认知情况

5. 改善睡眠的方式

从对学校提供的住宿条件（如宿舍睡眠空间、床具等）的评价（见图15）可以看出，选择完全同意学校提供的住宿条件能满足良好的睡眠要求的被调查者占 14.33%，选择同意的被调查者占 40.06%，选择不确定的被调查者占 24.24%，选择不同意的被调查者占 14.28%，选择完全不同意的被调查者占 7.09%。

从改善睡眠的方式的调查结果可知（见图16），选择规律作息的被调查者占 68.86%，选择改善睡眠环境的被调查者占 54.93%，选择适当运动的被调查者占 54.44%，选择合理膳食的被调查者占 40.06%，而选择更换卧具的被调查者占 22.16%。

调查数据显示（见图17），大学生群体中因睡眠问题经常求助医生（或进行过网络咨询）的被调查者只占 3.37%，偶尔求助医生（或进行过网络咨询）的被调查者占 11.25%，85.37% 的被调查者没有求助过医生（或进行过网络咨询）。这与被调查者在失眠后的行为选择以及改善睡眠的方式的选择结果一致，也进一步表明目前大部分大学生并不考虑通过医疗介入进行睡眠调

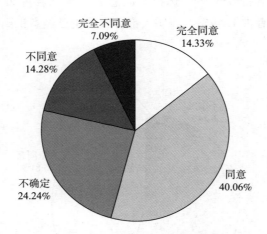

图 15　对学校提供的住宿条件的评价情况

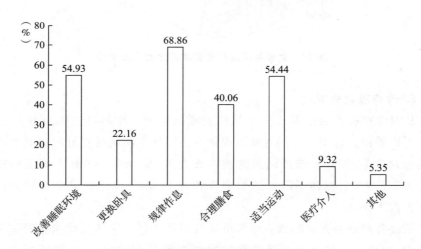

图 16　改善睡眠的方式的选择情况

节，而是更多地希望通过规律作息、改善睡眠环境和适当运动来改善睡眠。

6. 对社会各界关注年轻人睡眠问题的认知

　　调查数据显示（见图18），选择完全同意社会各界已经给予年轻人睡眠问题足够关注的被调查者占比为 11.01%，选择同意的被调查者占比为 22.06%，选择不确定的被调查者占比为 35.45%，选择不同意的被调查者占比为 21.91%，选择完全不同意的被调查者占比为 9.57%。这表明还是

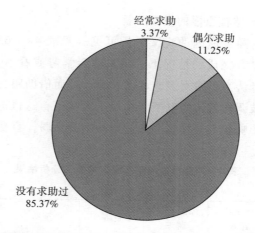

图 17　因睡眠问题求助医生（或进行过网络咨询）的被调查者比例

有很大一部分大学生认为社会各界对于年轻人的睡眠问题并未给予足够的关注。

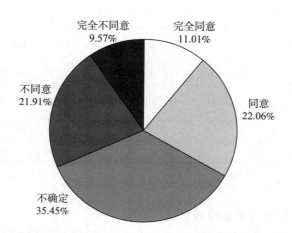

图 18　被调查者对社会各界关注年轻人睡眠问题的认知情况

（二）睡眠障碍的多重响应分析

对回收的有效问卷的五道多选题进行多重响应分析并对其结果进行分类，可发现大学生被调查者在睡前行为、熬夜原因与改善睡眠的方式上表现不同。

1. 睡前行为与熬夜原因的交叉分析

从睡前行为与熬夜原因的交叉分析可见（见表4），62.9%的被调查者认为在学习任务没有完成的情况下，睡觉前会学习或看书，形成熬夜行为。56.5%的被调查者认为思绪太多，难以入睡，进而借助跟舍友聊天进行情绪调节。55.7%的被调查者认为电子产品娱乐太嗨了，这也进一步说明电子产品对大学生群体影响较大，加之个人健康睡眠观念弱，容易导致熬夜。

表 4　睡前行为与熬夜原因的交叉分析结果

单位：人，%

	学习或看书	跟舍友聊天	护肤养生	做运动	使用电子产品娱乐	其他
学习任务没有完成	355 （62.9）	383 （47.3）	231 （50.1）	149 （52.8）	678 （40.3）	45 （38.5）
聊天太久了	147 （26.1）	266 （32.9）	131 （28.4）	83 （29.4）	388 （23.1）	22 （18.8）
思绪太多，难以入睡	290 （51.4）	457 （56.5）	256 （55.5）	145 （51.4）	931 （55.3）	57 （48.7）
电子产品娱乐太嗨了	248 （44.0）	435 （53.8）	229 （49.7）	131 （46.5）	937 （55.7）	31 （26.5）
饮用了亢奋类饮品	61 （10.8）	79 （9.8）	67 （14.5）	40 （14.2）	144 （8.6）	7 （6.0）
白天睡得太多了	142 （25.2）	227 （28.1）	143 （31.0）	82 （29.1）	408 （24.2）	26 （22.2）
就是突然睡不着了	216 （38.3）	363 （44.9）	208 （45.1）	123 （43.6）	730 （43.4）	44 （37.6）
其他原因	44 （7.8）	50 （6.2）	33 （7.2）	19 （6.7）	134 （8.0）	43 （36.8）
合计	564	809	461	282	1683	117

注：$\chi^2 = 262.676$，$p = 0.000$。

2. 熬夜原因与改善睡眠的方式的交叉分析

从熬夜原因与改善睡眠的方式的交叉分析可知（见表5），规律作息是被调查者首选的改善睡眠的方式。被调查者中77.1%的人认为聊天太久了导致熬夜，须规律作息来调整；76.2%的人认为白天睡得太多了会导致晚上睡不着；74.1%的人认为电子产品娱乐太嗨了会导致迟迟不入睡，越玩越兴奋；73.6%的人认为学习任务没有完成导致熬夜；71.6%的人认为熬夜就是因为突然睡不着了。大多数大学生能够认识到熬夜的风险，愿意尝试通过规

表5 熬夜原因与改善睡眠的方式的交叉分析结果

单位: 人, %

改善睡眠方式	学习任务没有完成	聊天太久了	思绪太多，难以入睡	电子产品娱乐太嗨了	饮用了兴奋类饮品	白天睡得太多了	就是突然睡不着了	其他原因
改善睡眠环境	520 (61.4)	301 (64.5)	638 (60.8)	573 (56.7)	97 (55.4)	266 (57.6)	488 (60.2)	79 (47.6)
更换卧具	204 (24.1)	136 (29.1)	251 (23.9)	235 (23.2)	68 (38.9)	132 (28.6)	215 (26.5)	44 (26.5)
规律作息	623 (73.6)	360 (77.1)	764 (72.8)	749 (74.1)	121 (69.1)	352 (76.2)	580 (71.6)	97 (58.4)
合理膳食	376 (44.4)	226 (48.4)	446 (42.5)	433 (42.8)	92 (52.6)	216 (46.8)	366 (45.2)	62 (37.3)
适当运动	491 (58.0)	264 (56.5)	599 (57.0)	564 (55.8)	119 (68.0)	287 (62.1)	462 (57.0)	90 (54.2)
医疗介入	79 (9.3)	48 (10.3)	105 (10.0)	81 (8.0)	43 (24.6)	50 (10.8)	95 (11.7)	16 (9.6)
其他	35 (4.1)	16 (3.4)	47 (4.5)	38 (3.8)	7 (4.0)	17 (3.7)	40 (4.9)	36 (21.7)
合计	847	467	1050	1011	175	462	810	166

注: $\chi^2 = 181.445$，$p = 0.000$。

律作息来改善睡眠。被调查者中，69.1%的人认为饮用了亢奋类饮品也会影响睡眠，导致晚上异常兴奋，而规律作息、合理膳食和适当运动有助于改善睡眠。

（三）睡眠认知的差异性分析

1. 睡眠质量满意度的认知差异

调查结果显示（见表6），不同年级的被调查者的睡眠质量满意度存在显著差异（$F = 2.828$，$p < 0.01$）。专科一年级的被调查者对自己的睡眠质量很满意，均值为 2.54。学科方向不同的被调查者的睡眠质量满意度存在显著差异（$F = 4.131$，$p < 0.01$）。在睡眠质量满意度上，医学学科的被调查者的均值（$M = 2.74$）最大。

入睡时间不同的被调查者的睡眠质量满意度存在显著差异（$F = 30.833$，$p < 0.01$），其中，在 21：30 ~ 22：30 入睡的被调查者的均值（$M = 2.80$）最大。起床时间不同的被调查者的睡眠质量满意度存在显著差异（$F = 6.200$，$p < 0.01$），起床时间在 6：30 及之前的被调查者的睡眠质量满意度均值（$M = 2.52$）最大。

表 6　睡眠质量满意度的认知差异分析结果

变量		均值	标准差	t 值/F 值
性别	男性	2.31	1.10	1.885
	女性	2.41	1.04	
年龄	18 岁及以下	2.37	1.20	1.555
	18 ~ 25 岁	2.38	1.05	
	25 ~ 30 岁	2.20	1.08	
	30 岁以上	2.08	1.29	
年级	专科一年级	2.54	1.10	
	专科二年级	2.28	1.05	
	专科三年级	2.45	1.08	
	本科一年级	2.49	1.02	
	本科二年级	2.41	1.06	
	本科三年级	2.20	1.07	
	本科四年级	2.35	1.04	

续表

变量		均值	标准差	*t* 值/*F* 值
年级	硕士研究生一年级	2.29	1.13	
	硕士研究生二年级	2.16	1.08	2.828 **
	硕士研究生三年级	2.17	0.98	
	博士研究生在读	2.53	1.28	
学科方向	哲学	2.54	1.17	
	经济学	2.58	1.12	
	法学	2.57	0.91	
	教育学	2.48	0.99	
	文学	2.44	0.95	
	历史学	2.26	1.11	
	理学	2.66	1.06	4.131 **
	工学	2.42	1.05	
	农学	2.54	1.51	
	医学	2.74	0.92	
	军事学	2.17	1.60	
	管理学	2.44	0.99	
	艺术学	2.20	1.09	
	交叉学科	2.23	1.23	
入睡时间	21：30 及之前	2.67	1.27	
	21：30～22：30	2.80	0.96	
	22：30～23：30	2.79	0.87	30.833 **
	23：30 至次日 00：30	2.46	0.98	
	00：30～1：30	2.17	1.03	
	1：30 以后	1.94	1.27	
起床时间	6：30 及之前	2.52	1.36	
	6：30～7：30	2.44	1.03	
	7：30～8：30	2.45	1.03	6.200 **
	8：30～9：30	2.28	1.02	
	9：30～12：30	2.12	1.07	
	12：30 以后	2.03	1.41	

变量		均值	标准差	t 值/F 值
平均睡眠时长	6 小时及以下	1.86	1.20	33.780 **
	6~8 小时	2.40	1.00	
	8~10 小时	2.60	1.02	
	10 小时以上	2.79	1.30	

** $p < 0.01$。

平均睡眠时长不同的被调查者的睡眠质量满意度存在显著差异（$F = 33.780$，$p < 0.01$），平均睡眠时长在 6 小时及以下的被调查者的均值（$M = 1.86$）最小。

2. 入睡障碍的认知差异

调查结果显示（见表 7），不同性别被调查者对入睡障碍的认知存在显著差异（$t = -2.036$，$p < 0.05$），男性被调查者较之女性被调查者认为入睡更加困难（$M = 1.90$）。在认为自己常常入睡困难方面，本科一年级的被调查者（$M = 1.67$）和硕士研究生一年级的被调查者（$M = 1.67$）的均值最小。在入睡障碍的认知方面，不同学科方向的被调查者间存在显著差异（$F = 5.054$，$p < 0.01$），法学的被调查者均值（$M = 1.50$）最小。

不同入睡时间的被调查者对入睡障碍的认知存在显著差异（$F = 22.593$，$p < 0.01$），在 1：30 以后入睡的被调查者均值（$M = 2.35$）最大。起床时间不同的被调查者对入睡障碍的认知存在显著差异（$F = 5.786$，$p < 0.01$），在 9：30~12：30 起床的被调查者的均值（$M = 2.14$）最大。

表 7 入睡障碍的认知差异分析结果

变量		均值	标准差	t 值/F 值
性别	男性	1.90	1.21	-2.036 *
	女性	1.79	1.13	
年龄	18 岁及以下	2.01	1.24	1.606
	18~25 岁	1.82	1.16	
	25~30 岁	1.93	1.17	
	30 岁以上	2.00	1.41	

	变量	均值	标准差	*t* 值/*F* 值
年级	专科一年级	1.98	1.24	
	专科二年级	2.07	1.14	
	专科三年级	1.92	1.17	
	本科一年级	1.67	1.15	
	本科二年级	1.79	1.13	
	本科三年级	2.02	1.13	3.407 **
	本科四年级	1.78	1.22	
	硕士研究生一年级	1.67	1.18	
	硕士研究生二年级	1.96	1.20	
	硕士研究生三年级	2.07	1.07	
	博士研究生在读	1.95	1.34	
学科方向	哲学	1.67	1.27	
	经济学	1.76	1.25	
	法学	1.50	1.06	
	教育学	1.93	1.25	
	文学	1.76	1.19	
	历史学	1.66	1.01	
	理学	1.51	1.14	
	工学	1.76	1.15	5.054 **
	农学	1.54	1.27	
	医学	1.52	1.10	
	军事学	1.67	1.63	
	管理学	1.58	1.04	
	艺术学	2.06	1.17	
	交叉学科	1.77	1.27	
入睡时间	21：30 及之前	2.12	1.60	
	21：30～22：30	1.49	1.08	
	22：30～23：30	1.54	1.08	
	23：30 至次日 00：30	1.70	1.09	22.593 **
	00：30～1：30	1.93	1.14	
	1：30 以后	2.35	1.29	

变量		均值	标准差	*t* 值/*F* 值
起床时间	6：30 及之前	1.84	1.35	5.786**
	6：30 ~ 7：30	1.73	1.16	
	7：30 ~ 8：30	1.76	1.15	
	8：30 ~ 9：30	1.92	1.12	
	9：30 ~ 12：30	2.14	1.19	
	12：30 以后	2.07	1.26	
平均睡眠时长	6 小时及以下	2.32	1.25	21.110**
	6 ~ 8 小时	1.77	1.12	
	8 ~ 10 小时	1.72	1.15	
	10 小时以上	1.72	1.45	

* $p < 0.05$，** $p < 0.01$。

不同平均睡眠时长的被调查者对入睡障碍的认知存在显著差异（$F = 21.110$，$p < 0.01$），平均睡眠时长在 6 小时及以下的被调查者的均值（$M = 2.32$）最大。

3. 起床障碍的认知差异

调查结果显示（见表 8），不同性别的被调查者对起床障碍的认知存在显著差异（$t = 4.778$，$p < 0.05$），女性被调查者起床比男性被调查者困难得多（$M = 2.66$）。

表 8　起床障碍的认知差异分析结果

变量		均值	标准差	*t* 值/*F* 值
性别	男性	2.38	1.21	4.778*
	女性	2.66	1.17	
年龄	18 岁及以下	2.70	1.25	1.483
	18 ~ 25 岁	2.56	1.19	
	25 ~ 30 岁	2.39	1.23	
	30 岁以上	2.65	1.29	
年级	专科一年级	2.33	1.24	
	专科二年级	2.37	1.19	
	专科三年级	2.21	1.21	
	本科一年级	2.58	1.23	

续表

变量		均值	标准差	*t* 值/*F* 值
年级	本科二年级	2.66	1.15	2.625**
	本科三年级	2.71	1.11	
	本科四年级	2.65	1.22	
	硕士研究生一年级	2.53	1.22	
	硕士研究生二年级	2.48	1.13	
	硕士研究生三年级	2.45	1.24	
	博士研究生在读	2.70	1.35	
学科方向	哲学	2.48	1.21	2.093*
	经济学	2.73	1.16	
	法学	2.37	1.25	
	教育学	2.60	1.13	
	文学	2.66	1.24	
	历史学	2.59	1.11	
	理学	2.53	1.20	
	工学	2.40	1.24	
	农学	2.31	1.44	
	医学	2.43	1.19	
	军事学	1.50	1.97	
	管理学	2.40	1.21	
	艺术学	2.67	1.16	
	交叉学科	2.68	1.43	
入睡时间	21：30 及之前	2.29	1.68	22.085**
	21：30～22：30	2.18	1.17	
	22：30～23：30	2.18	1.25	
	23：30 至次日 00：30	2.45	1.16	
	00：30～1：30	2.71	1.12	
	1：30 以后	3.01	1.15	
起床时间	6：30 及之前	2.55	1.46	13.402**
	6：30～7：30	2.32	1.27	
	7：30～8：30	2.49	1.15	
	8：30～9：30	2.64	1.12	

变量		均值	标准差	t 值/F 值
起床时间	9：30～12：30	2.98	1.05	
	12：30 以后	3.09	1.25	
平均睡眠时长	6 小时及以下	2.72	1.23	3.370*
	6～8 小时	2.51	1.16	
	8～10 小时	2.57	1.24	
	10 小时以上	2.81	1.52	

*$p < 0.05$，**$p < 0.01$。

不同年级的被调查者对起床障碍的认知存在显著差异（$F = 2.625$，$p < 0.01$），其中本科三年级的被调查者均值（$M = 2.71$）最大。学科方向不同的被调查者对起床障碍的认知也存在显著差异（$F = 2.093$，$p < 0.05$），经济学的被调查者的均值（$M = 2.73$）最大。

不同入睡时间的被调查者对起床障碍的认知存在显著差异（$F = 22.085$，$p < 0.01$），在 1：30 以后入睡的被调查者的均值（$M = 3.01$）最大。不同起床时间的被调查者对起床障碍的认知也存在差异（$F = 13.402$，$p < 0.01$），在12:30 以后起床的被调查者的均值（$M = 3.09$）最大。

不同平均睡眠时长的被调查者对起床障碍的认知存在显著差异（$F = 3.370$，$p < 0.05$），平均睡眠时长在 10 小时以上的被调查者的均值（$M = 2.81$）最大。

4. 失眠的认知差异

调查结果显示（见表9），不同学科方向的被调查者对失眠的认知存在显著差异（$F = 4.637$，$p < 0.01$），医学的被调查者的均值（$M = 3.06$）最大。

平均睡眠时长不同的被调查者对失眠的认知存在显著差异（$F = 6.077$，$p < 0.01$），平均睡眠时长在 6～8 小时的被调查者的均值（$M = 2.97$）最大。

表 9　失眠的认知差异分析结果

变量		均值	标准差	t 值/F 值
性别	男性	2.91	1.06	1.008
	女性	2.96	1.02	

变量		均值	标准差	*t* 值/*F* 值
年龄	18 岁及以下	2.96	1.05	0.823
	18～25 岁	2.92	1.05	
	25～30 岁	3.05	0.97	
	30 岁以上	3.12	1.03	
年级	专科一年级	2.83	1.08	1.101
	专科二年级	2.85	1.00	
	专科三年级	2.81	1.00	
	本科一年级	2.88	1.06	
	本科二年级	2.90	1.09	
	本科三年级	3.01	1.01	
	本科四年级	2.97	1.08	
	硕士研究生一年级	3.01	1.01	
	硕士研究生二年级	3.03	1.00	
	硕士研究生三年级	3.10	0.97	
	博士研究生在读	2.79	1.26	
学科方向	哲学	2.26	1.39	4.637**
	经济学	2.73	1.13	
	法学	2.79	1.10	
	教育学	3.05	0.92	
	文学	2.67	1.25	
	历史学	3.03	0.95	
	理学	2.85	1.06	
	工学	2.95	1.06	
	农学	2.38	1.61	
	医学	3.06	0.94	
	军事学	1.17	1.47	
	管理学	2.87	1.03	
	艺术学	3.02	0.97	
	交叉学科	2.82	1.14	

变量		均值	标准差	t 值/F 值
入睡时间	21：30 及之前	3.21	1.06	0.817
	21：30 ~ 22：30	2.84	1.01	
	22：30 ~ 23：30	2.96	0.99	
	23：30 至次日 00：30	2.90	1.05	
	00：30 ~ 1：30	2.92	1.06	
	1：30 以后	2.99	1.09	
起床时间	6：30 及之前	2.89	1.29	0.709
	6：30 ~ 7：30	2.96	1.04	
	7：30 ~ 8：30	2.92	1.03	
	8：30 ~ 9：30	2.91	0.99	
	9：30 ~ 12：30	3.01	0.96	
	12：30 以后	2.78	1.44	
平均睡眠时长	6 小时及以下	2.96	1.09	6.077**
	6 ~ 8 小时	2.97	1.03	
	8 ~ 10 小时	2.86	1.01	
	10 小时以上	2.33	1.44	

** $p < 0.01$。

5. 熬夜带来的身体疲倦认知差异

调查结果显示（见表 10），在熬夜带来的身体疲倦认知方面，不同年龄的被调查者存在显著差异（$F = 3.565$，$p < 0.05$），年龄在 25 ~ 30 岁的被调查者的均值（$M = 3.36$）最大。

不同年级的被调查者对熬夜带来的身体疲倦认知存在显著差异（$F = 4.038$，$p < 0.01$），其中硕士研究生三年级的被调查者的均值（$M = 3.43$）最大。学科方向不同的被调查者对熬夜带来的身体疲倦认知存在显著差异（$F = 3.766$，$p < 0.01$），管理学的被调查者的均值（$M = 3.26$）最大。

不同平均睡眠时长的被调查者对熬夜带来的身体疲倦认知存在显著差异（$F = 10.292$，$p < 0.01$），平均睡眠时长在 6 ~ 8 小时的被调查者的均值（$M = 3.15$）最大。

表 10　熬夜带来的身体疲倦认知差异分析结果

变量		均值	标准差	*t* 值/*F* 值
性别	男性	3.09	0.97	0.440
	女性	3.11	0.95	
年龄	18 岁及以下	3.03	1.10	3.565 *
	18～25 岁	3.07	0.97	
	25～30 岁	3.36	0.78	
	30 岁以上	3.31	0.97	
年级	专科一年级	2.87	1.09	4.038 **
	专科二年级	2.93	0.98	
	专科三年级	3.07	0.95	
	本科一年级	3.03	1.00	
	本科二年级	3.02	1.02	
	本科三年级	3.15	0.95	
	本科四年级	3.10	0.93	
	硕士研究生一年级	3.30	0.80	
	硕士研究生二年级	3.30	0.79	
	硕士研究生三年级	3.43	0.77	
	博士研究生在读	2.91	1.27	
学科方向	哲学	2.54	1.39	3.766 **
	经济学	2.96	1.09	
	法学	3.04	1.13	
	教育学	3.12	0.95	
	文学	3.12	0.99	
	历史学	3.04	1.07	
	理学	3.00	1.00	
	工学	3.10	0.92	
	农学	2.77	1.24	
	医学	3.03	1.00	
	军事学	1.17	1.47	
	管理学	3.26	0.89	
	艺术学	3.14	0.90	
	交叉学科	3.23	0.97	

续表

变量		均值	标准差	t 值/F 值
入睡时间	21：30 及之前	2.92	1.28	0.775
	21：30 ~ 22：30	3.18	1.00	
	22：30 ~ 23：30	3.14	0.90	
	23：30 至次日 00：30	3.08	0.92	
	00：30 ~ 1：30	3.04	1.00	
	1：30 以后	3.13	1.05	
起床时间	6：30 及之前	3.18	1.18	1.208
	6：30 ~ 7：30	3.13	0.94	
	7：30 ~ 8：30	3.09	0.94	
	8：30 ~ 9：30	3.01	0.95	
	9：30 ~ 12：30	3.12	0.93	
	12：30 以后	2.94	1.35	
平均睡眠时长	6 小时及以下	3.09	1.04	10.292**
	6 ~ 8 小时	3.15	0.91	
	8 ~ 10 小时	2.99	0.98	
	10 小时以上	2.40	1.50	

*$p < 0.05$，**$p < 0.01$。

6. 睡眠与休息质量的认知差异

调查结果显示（见表 11），入睡时间不同的被调查者对睡眠后自己是否得到了充分休息的认知存在显著差异（$F = 7.437$，$p < 0.01$），在 21：30 及之前入睡的被调查者的均值（$M = 2.96$）最小。

不同平均睡眠时长的被调查者对睡眠后自己是否得到了充分休息的认知存在显著差异（$F = 19.039$，$p < 0.01$），平均睡眠时长为 8 ~ 10 小时的被调查者的均值（$M = 2.80$）最大。

表 11　睡眠与休息质量的认知差异分析结果

变量		均值	标准差	t 值/F 值
性别	男性	2.66	0.97	0.687
	女性	2.69	0.92	

续表

变量		均值	标准差	t 值/F 值
年龄	18 岁及以下	2.70	1.08	
	18 ~ 25 岁	2.66	0.93	0.638
	25 ~ 30 岁	2.72	0.89	
	30 岁以上	2.88	0.99	
年级	专科一年级	2.73	0.93	
	专科二年级	2.46	1.00	
	专科三年级	2.63	1.00	
	本科一年级	2.66	0.96	
	本科二年级	2.66	0.93	
	本科三年级	2.67	0.90	1.217
	本科四年级	2.61	0.95	
	硕士研究生一年级	2.80	0.84	
	硕士研究生二年级	2.70	0.89	
	硕士研究生三年级	2.55	1.00	
	博士研究生在读	2.81	1.26	
学科方向	哲学	2.67	1.10	
	经济学	2.69	1.02	
	法学	2.82	0.92	
	教育学	2.70	0.93	
	文学	2.65	0.94	
	历史学	2.64	0.90	
	理学	2.55	1.01	
	工学	2.69	0.91	0.874
	农学	2.15	0.99	
	医学	2.75	0.98	
	军事学	2.17	1.72	
	管理学	2.61	0.95	
	艺术学	2.67	0.93	
	交叉学科	2.59	0.85	

变量		均值	标准差	*t* 值/*F* 值
入睡时间	21：30 及之前	2.96	1.30	7.437**
	21：30 ~ 22：30	2.88	1.01	
	22：30 ~ 23：30	2.85	0.85	
	23：30 至次日 00：30	2.67	0.88	
	00：30 ~ 1：30	2.66	0.93	
	1：30 以后	2.45	1.08	
起床时间	6：30 及之前	2.60	1.37	0.521
	6：30 ~ 7：30	2.68	0.94	
	7：30 ~ 8：30	2.68	0.91	
	8：30 ~ 9：30	2.69	0.84	
	9：30 ~ 12：30	2.66	0.92	
	12：30 以后	2.52	1.18	
平均睡眠时长	6 小时及以下	2.31	1.12	19.039**
	6 ~ 8 小时	2.72	0.88	
	8 ~ 10 小时	2.80	0.87	
	10 小时以上	2.67	1.17	

** $p < 0.01$。

7. 学校住宿睡眠环境的认知差异

调查结果显示（见表 12），不同年龄的被调查者对学校住宿睡眠环境的认知存在显著差异（$F = 3.931$，$p < 0.01$），年龄在 18 岁及以下的被调查者的均值（$M = 2.59$）最大。不同年级的被调查者对学校住宿睡眠环境的认知存在显著差异（$F = 6.478$，$p < 0.01$），专科一年级的被调查者的均值（$M = 2.74$）最大。不同学科方向的被调查者对学校住宿睡眠环境的认知存在显著差异（$F = 2.925$，$p < 0.01$），医学的被调查者的均值（$M = 2.86$）最大。

入睡时间不同的被调查者对学校住宿睡眠环境的认知存在显著差异（$F = 10.437$，$p < 0.01$），在 21：30 及之前入睡的被调查者的均值（$M = 2.87$）最大。起床时间不同的被调查者对学校住宿睡眠环境的认知存在显著差异（$F = 5.152$，$p < 0.01$），在 6：30 及之前起床的被调查者的均值（$M = 2.59$）最大。

不同平均睡眠时长的被调查者对学校住宿睡眠环境的认知存在显著差异

（$F = 4.495$，$p < 0.01$），平均睡眠时长为 6 ~ 8 小时的被调查者的均值（$M = 2.46$）最大。

表 12　学校住宿睡眠环境的认知差异分析结果

变量		均值	标准差	t 值/F 值
性别	男性	2.34	1.21	1.591
	女性	2.43	1.06	
年龄	18 岁及以下	2.59	1.16	3.931 **
	18 ~ 25 岁	2.40	1.11	
	25 ~ 30 岁	2.11	1.06	
	30 岁以上	2.54	1.21	
年级	专科一年级	2.74	0.99	6.478 **
	专科二年级	2.23	0.99	
	专科三年级	2.60	1.07	
	本科一年级	2.57	1.08	
	本科二年级	2.40	1.10	
	本科三年级	2.22	1.15	
	本科四年级	2.36	1.09	
	硕士研究生一年级	2.35	1.16	
	硕士研究生二年级	1.97	1.12	
	硕士研究生三年级	2.15	0.95	
	博士研究生在读	2.53	1.28	
学科方向	哲学	2.37	1.12	2.925 **
	经济学	2.64	1.01	
	法学	2.46	1.12	
	教育学	2.53	1.04	
	文学	2.56	1.14	
	历史学	2.46	0.94	
	理学	2.47	1.17	
	工学	2.45	1.13	
	农学	2.15	1.41	
	医学	2.86	0.95	
	军事学	1.67	1.86	

变量		均值	标准差	t 值/F 值
学科方向	管理学	2.38	1.11	
	艺术学	2.29	1.11	
	交叉学科	2.05	1.05	
入睡时间	21：30 及之前	2.87	1.19	10.437**
	21：30 ~ 22：30	2.80	1.03	
	22：30 ~ 23：30	2.67	1.05	
	23：30 至次日 00：30	2.41	1.05	
	00：30 ~ 1：30	2.30	1.11	
	1：30 以后	2.18	1.23	
起床时间	6：30 及之前	2.59	1.37	5.152**
	6：30 ~ 7：30	2.55	1.11	
	7：30 ~ 8：30	2.42	1.07	
	8：30 ~ 9：30	2.29	1.06	
	9：30 ~ 12：30	2.26	1.13	
	12：30 以后	2.04	1.23	
平均睡眠时长	6 小时及以下	2.21	1.24	4.495**
	6 ~ 8 小时	2.46	1.07	
	8 ~ 10 小时	2.39	1.09	
	10 小时以上	2.26	1.42	

** $p < 0.01$。

8. 睡眠健康风险的认知差异

调查结果显示（见表 13），不同性别的被调查者对睡眠健康风险的认知存在显著差异（$t = 1.974$，$p < 0.05$），女性被调查者的均值略大于男性被调查者。

在睡眠健康风险的认知方面，不同年龄的被调查者同样存在显著差异（$F = 2.771$，$p < 0.05$），年龄在 25 ~ 30 岁的被调查者的均值（$M = 3.46$）最大。不同年级的被调查者的睡眠健康风险认知存在显著差异（$F = 6.599$，$p < 0.01$），其中硕士研究生三年级的被调查者的均值（$M = 3.55$）最大。不同学科方向的被调查者的睡眠健康风险认知存在显著差异（$F = 10.085$，$p < 0.01$），工学和艺术学的被调查者的均值（$M = 3.39$）均最大。

　　入睡时间不同的被调查者的睡眠健康风险认知存在显著差异（$F=$ 4.414，$p<0.01$），在 1：30 以后入睡的被调查者的均值（$M=3.38$）最大。

表 13　睡眠健康风险的认知差异分析结果

	变量	均值	标准差	t 值/F 值
性别	男性	3.25	0.86	1.974*
	女性	3.33	0.77	
年龄	18 岁及以下	3.17	1.02	2.771*
	18～25 岁	3.30	0.80	
	25～30 岁	3.46	0.65	
	30 岁以上	3.38	0.85	
年级	专科一年级	3.08	0.93	6.599**
	专科二年级	3.05	0.96	
	专科三年级	3.00	1.03	
	本科一年级	3.33	0.76	
	本科二年级	3.23	0.84	
	本科三年级	3.38	0.75	
	本科四年级	3.33	0.82	
	硕士研究生一年级	3.49	0.61	
	硕士研究生二年级	3.47	0.62	
	硕士研究生三年级	3.55	0.59	
	博士研究生在读	3.09	1.11	
学科方向	哲学	2.43	1.46	10.085**
	经济学	3.02	1.03	
	法学	3.09	1.05	
	教育学	3.16	0.82	
	文学	3.19	1.01	
	历史学	3.28	0.88	
	理学	3.30	0.78	
	工学	3.39	0.67	
	农学	2.77	1.17	
	医学	3.36	0.81	
	军事学	1.50	1.76	

续表

变量		均值	标准差	t 值/F 值
学科方向	管理学	3.38	0.74	
	艺术学	3.39	0.67	
	交叉学科	3.36	0.73	
入睡时间	21：30 及之前	2.75	1.33	4.414**
	21：30～22：30	3.11	0.92	
	22：30～23：30	3.24	0.80	
	23：30 至次日 00：30	3.32	0.78	
	00：30～1：30	3.33	0.78	
	1：30 以后	3.38	0.81	
起床时间	6：30 及之前	3.22	1.01	2.323*
	6：30～7：30	3.31	0.82	
	7：30～8：30	3.33	0.73	
	8：30～9：30	3.29	0.81	
	9：30～12：30	3.33	0.77	
	12：30 以后	3.01	1.28	
平均睡眠时长	6 小时及以下	3.32	0.86	12.303**
	6～8 小时	3.33	0.74	
	8～10 小时	3.28	0.84	
	10 小时以上	2.58	1.42	

　*$p < 0.05$，**$p < 0.01$。

　　起床时间不同的被调查者在睡眠健康风险认知上存在显著差异（$F =$ 2.323，$p < 0.05$），在 7：30～8：30 起床的被调查者和在 9：30～12：30 起床的被调查者的均值（$M = 3.33$）均最大。

　　不同平均睡眠时长的被调查者在睡眠健康风险认知上存在显著差异（$F = 12.303$，$p < 0.01$），平均睡眠时长在 6～8 小时的被调查者的均值（$M = 3.33$）最大。

9. 不同被调查者对社会各界对年轻人睡眠问题关注度的认知差异

　　调查结果显示（见表 14），不同年龄的被调查者对社会各界对年轻人睡眠问题关注度的认知存在显著差异（$F = 3.838$，$p < 0.01$），年龄在 25～30 岁的被调查者的均值最小（$M = 1.90$）。不同年级的被调查者对社会各界对

年轻人睡眠问题关注度的认知也存在显著差异（$F = 6.355$，$p < 0.01$），硕士研究生三年级的被调查者的均值（$M = 1.68$）最小。

表14　不同被调查者对社会各界对年轻人睡眠问题关注度的认知差异分析结果

变量		均值	标准差	t值/F值
性别	男性	2.03	1.18	0.133
	女性	2.04	1.07	
年龄	18岁及以下	2.32	1.21	3.838**
	18~25岁	2.02	1.11	
	25~30岁	1.90	1.18	
	30岁以上	1.92	1.23	
年级	专科一年级	2.34	1.08	6.355**
	专科二年级	2.06	1.10	
	专科三年级	2.32	1.02	
	本科一年级	2.20	1.10	
	本科二年级	2.03	1.07	
	本科三年级	1.88	1.10	
	本科四年级	1.96	1.18	
	硕士研究生一年级	1.75	1.10	
	硕士研究生二年级	1.79	1.16	
	硕士研究生三年级	1.68	1.11	
	博士研究生在读	2.23	1.39	
学科方向	哲学	2.11	1.23	1.712
	经济学	2.05	1.27	
	法学	1.99	1.01	
	教育学	2.34	1.12	
	文学	2.00	1.04	
	历史学	1.86	0.98	
	理学	2.22	1.19	
	工学	2.00	1.18	
	农学	1.92	1.19	
	医学	2.27	1.03	
	军事学	1.17	1.33	

续表

变量		均值	标准差	t 值/F 值
学科方向	管理学	1.87	1.04	1.712
	艺术学	2.01	1.12	
	交叉学科	1.86	0.94	
入睡时间	21：30 及之前	2.87	1.08	12.735**
	21：30～22：30	2.36	1.04	
	22：30～23：30	2.31	1.08	
	23：30 至次日 00：30	2.02	1.04	
	00：30～1：30	1.94	1.14	
	1：30 以后	1.77	1.23	
起床时间	6：30 及之前	2.16	1.39	2.670*
	6：30～7：30	2.11	1.13	
	7：30～8：30	2.06	1.11	
	8：30～9：30	1.94	1.06	
	9：30～12：30	1.95	1.10	
	12：30 以后	1.71	1.18	
平均睡眠时长	6 小时及以下	1.90	1.32	1.569
	6～8 小时	2.05	1.07	
	8～10 小时	2.06	1.09	
	10 小时以上	2.07	1.26	

* $p < 0.05$，** $p < 0.01$。

入睡时间不同的被调查者对社会各界对年轻人睡眠问题关注度的认知存在显著差异（$F = 12.735$，$p < 0.01$），在 1：30 以后入睡的被调查者的均值（$M = 1.77$）最小。起床时间不同的被调查者对社会各界对年轻人睡眠问题关注度的认知也存在显著差异（$F = 2.670$，$p < 0.05$），在 12：30 以后起床的被调查者的均值（$M = 1.71$）最小。

（四）睡眠质量和健康风险认知以及睡眠环境因素的相关分析

通过对睡眠质量和健康风险认知以及睡眠环境因素进行相关分析（见表15）可以发现，从变量整体的相关性来看，睡眠质量和健康风险认知的相关系数为 0.077，且在 0.01 水平上存在显著的正相关关系，即睡眠质量越好，健康风险认知水平越高。睡眠质量和睡眠环境因素的相关系数为 0.240，且在 0.01 的水平上存在显著的正相关关系，即睡眠质量越好，对睡眠环境因素越满意。健康风险认知和睡眠环境因素的相关系数为 −0.047，且在 0.05 的水平上存在显著的负相关关系，即健康风险认知水平越高，对睡眠环境因素就越不满意。

表 15　睡眠质量和健康风险认知以及睡眠环境因素的相关分析

	睡眠质量	健康风险认知	睡眠环境因素
睡眠质量	1		
健康风险认知	0.077 **	1	
睡眠环境因素	0.240 **	−0.047 *	1

$^*p < 0.05$，$^{**}p < 0.01$。

四　结论与讨论

（一）强化自我行为约束、减少电子产品使用时间，提高睡眠质量

调查数据表明，八成以上的被调查者在睡前使用电子产品娱乐，如观看视频、直播以及打游戏等。在熬夜原因中，50.12% 的被调查者认为是电子产品娱乐太嗨了。同时，有 52.60% 的被调查者在睡不着的情况下，选择"不睡了，找一些消遣方式"，如玩手机、看直播等。从对睡眠过程中的影响因素的分析可知，也有 62.07% 的被调查者选择了个人行为（如电子产品的诱惑、社交等），这也是影响睡眠的主要因素之一。以上数据说明，电子产品娱乐已经成为大学生睡眠的主要影响因素。39.46% 的被调查者认为自己有越睡越困的情况，睡眠质量不高。但值得关注的是，在改善睡眠方式的调查中，有 68.86% 的被调查者选择了规律作息，这说明，大部分大学生能够清晰地认识到规律作息的重要性，但没有付诸行动。因此，应强化大学生的自我行为约束、减少电子产品使用时间，对于提高睡眠质量具有积极意义。

（二）增强健康风险意识，提高睡眠质量

研究数据表明，89.79% 的被调查者同意（包括完全同意和同意）睡眠问题导致健康风险，其中，25 ~ 30 岁的被调查者健康风险意识更高。在

1：30以后入睡的被调查者以及在 9：30 ~ 12：30 起床的睡眠习惯不太好的被调查者，也体现出较高的健康风险意识。这表明，大学生群体中很多人虽然意识到了不良的睡眠习惯可能导致自身健康受损，但大部分人没有进行睡眠规律调整，导致睡眠质量不高。因此，提高大学生对睡眠可能导致的各种健康风险的认知水平，增强健康风险意识，从内因视角激励大学生主动改变睡眠习惯，提高睡眠质量。

（三）关注大学生心理健康，改善睡眠质量

调查数据表明，77.69%的被调查者会（包括"偶尔会"和"会"）遇到失眠的情况；57.96%的被调查者选择会熬夜，38.97%的被调查者选择偶尔熬夜。而熬夜的原因中，52.06%的被调查者是因为思绪太多，难以入睡。65.59%的被调查者认为心理原因（如由学业压力、情感问题等造成的焦虑、情绪波动等）是影响睡眠的主要原因。这说明，目前心理健康问题成为影响大学生睡眠质量的主要问题。面对专业学习、考级、就业、社会竞争等多重压力，大学生应注意排解心理焦虑，保证身心健康。因此，向大学生普及心理健康知识，引导大学生正视心理问题，同时开设心理辅导课程，促进大学生睡眠质量的改善。

（四）学校合理安排课业结构，保证大学生有充足的睡眠时间

调查数据表明，27.96%的被调查者睡前会学习或看书，学习任务没有完成（41.99%）是被调查者熬夜的主要原因之一。从睡眠障碍的多重响应分析也可见，62.9%的被调查者认为在学习任务没有完成的情况下，睡觉前会学习或看书，形成熬夜行为。从熬夜原因与改善睡眠的方式的交叉分析可知，73.6%的被调查者认为学习任务没有完成导致熬夜。鉴于此，学校应合理安排课业结构，减轻课业负担；另外，大学生应合理安排学习时间，养成良好的学习习惯，以保证拥有充足的睡眠时间。

（五）改善学校住宿睡眠环境，保障大学生睡眠质量

调查数据表明，54.59%的被调查者认为外界原因（如蚊虫叮咬、学校提供的住宿条件不好、室友打呼噜、开麦打游戏等）成为影响睡眠质量的又一重要因素。在对学校提供的住宿条件（如宿舍睡眠空间、床具等）能满足良好的睡眠要求的评价中，45.61%的被调查者选择了不确定、不同意或完

全不同意。在改善睡眠的方式中，也有 54.93% 的被调查者选择了改善睡眠环境。同时，在对学校住宿睡眠环境的认知差异分析中，18 岁及以下和专科一年级的被调查者的均值最大，在 21：00 及之前入睡和 6：30 及之前起床的早睡早起的被调查者，以及平均睡眠时长在 6~8 小时的被调查者对学校提供的住宿条件能满足良好的睡眠要求这一题项相对认同。睡眠质量与睡眠环境因素的相关分析显示，睡眠质量越好，对睡眠环境因素越满意。因此，学校应进一步改善住宿条件，如创造更好的睡眠空间、合理的熄灯时间等，通过改善学校住宿睡眠环境，更好地保障大学生睡眠质量。

（六）更多地开辟睡眠关怀通道，积极应对睡眠障碍

调查数据表明，在睡不着的情况下，37.04% 的被调查者会"求助助眠工具"，如助眠音频等；9.72% 的被调查者会选择借助药物睡眠。在改善睡眠方式的调查中，也仅有 9.32% 的被调查者选择医疗介入。在因睡眠问题求助医生（或进行过网络咨询）的选择中，85.37% 的被调查者选择没有求助过。31.48% 的被调查者认为社会各界对年轻人的睡眠问题并未给予足够的关注。建议更多地开辟睡眠关怀通道，形成多元化睡眠问题求助方式，针对大学生群体特征，通过线下医疗、网络医疗等多种方式，更有效地解决大学生群体的睡眠问题。

参考文献

姜兆萍、李梦，2019，《大学生睡眠质量、网络成瘾在负性生活事件与心理健康间的多重中介作用》，《中华行为医学与脑科学杂志》第 28 卷第 4 期。

马齐芳、孟怡倩、秦波，2022，《南京市江北新区中青年人群睡眠质量状况及其对健康相关生命质量的影响》，《实用预防医学》第 29 卷第 12 期。

张理义、孔令明、张其军、陶凤燕、马爱国、刘云、高玉芳、涂德华、白香辉、苏为吉、王丽杰、路芳、宋文党、张信忠、孟新珍、王一牛、谢洪波、周小东，2015，《中国人睡眠质量与精神障碍及相关因素研究》，《世界睡眠医学杂志》第 2 期。

张晓圆、张晓谦、于敬阳，2020，《伴不同程度焦虑的抑郁障碍患者睡眠质量与特征分析》，《中西医结合心血管病电子杂志》第 8 期。

赵洁、苏天园、庄玮，2021，《新疆不同社会经济特征居民健康相关生命质量研究》，《中国农村卫生事业管理》第 41 卷第 11 期。

Faubel, R., Lopez-Garcia, E., Guallar-Castillón, P., et al. 2009. Sleep duration and health-related quality of life among older adults: A population-based cohort in Spain. *Sleep*, 32 (8): 1059 – 1068.

Leng, M., Yin, H., Zhang, P., et al. 2020. Sleep quality and health-related quality of life in older people with subjective cognitive decline, mild cognitive impairment, and Alzheimer disease. *Journal of Nervous and Mental Disease*, 208 (5): 387 – 396.

Vakharia, P. P., Cella, D., & Silverberg, J. I. 2018. Patient-reported outcomes and quality of life measures in atopic dermatitis. *Clin Dermatol*, 36 (5): 616 – 630.

IV

附 录

附录：喜临门中国睡眠指数研究 11 年综述

喜临门家具股份有限公司（以下简称"喜临门"）从 2012 年开始启动中国人睡眠状况调查，连续 11 年发布"喜临门中国睡眠指数"。"喜临门中国睡眠指数"研究在不同年度针对不同人群开展专题性调查，采用多种手段采集数据，综合反映中国人的睡眠概况。此外，该研究根据睡眠调查数据，建立指标体系进行综合评价，历年睡眠指数的指标也从一个侧面反映了中国的社会经济变化。"喜临门中国睡眠指数"研究是迄今为止国内采用定量方法持续时间最长的一项睡眠研究，为研究中国人的睡眠状况积累了珍贵的数据。近年来，为了更加科学地研究睡眠，喜临门成立了行业第一个公益研究机构——喜临门睡眠研究院，并在 2021 年发起主编了"睡眠研究丛书"，2022 年，喜临门睡眠研究院主编的《中国睡眠研究报告 2022》正式出版。

附表 1　喜临门中国睡眠指数历年调查情况

发布年份	2013	2014	2015	2016	2017	2018	2019	2020	2021	2022	2023
调查时间	2012 年 11~12 月	2013 年 10~12 月	2015 年 1~2 月	2016 年 1~3 月	2016 年 12 月至 2017 年 1 月	2017 年 12 月至 2018 年 1 月	2018 年 12 月至 2019 年 1 月	2019 年 12 月至 2020 年 1 月	2020 年 12 月至 2021 年 1 月	2021 年 11 月	2022 年 12 月
调查方式	专家德尔菲方法 + 入户调查	入户调查 + 线上调查	入户调查 + 线上调查	线上调查	入户调查 + 典型拦截调查 + 线上调查	线上调查	线上调查	深度访谈 + 线上调查	深度访谈 + 线上调查	深度访谈 + 线上调查	深度访谈 + 线上调查
抽样方式	多阶段随机抽样	多阶段随机抽样	多阶段随机抽样	在线样本库随机抽样	人户采用多阶段随机抽样, 拦截每间采取 5 抽 1, 网络采取在线样本库随机抽样	在线样本库随机抽样	在线样本库随机抽样 + 丁香医生平台大数据	在线样本库随机抽样 + 小米手环 + 小米手机 + OTT 睡眠相关数据	在线样本库随机抽样	多阶段随机抽样	多阶段随机抽样
调查对象年龄	18~65 岁	18~65 岁	18~65 岁	18~65 岁	18~65 岁	19~28 岁	15~64 岁	18~65 岁	18~65 岁	18~65 岁	18~65 岁
样本量	10736	8286	9000	7000	7116	2550	2600	2100	2600	6037	6343
调查范围	全国 20 个城市、20 个小城镇(县级市)和 20 个农村	全国 43 个一线、二线、三线城市	全国 43 个一线、二线城市	全国 30 个省(自治区)/直辖市	全国 30 个省(自治区)/直辖市	全国 16 个城市	全国 13 个城市全网数据	全国 13 个城市	全国 13 个一线、二线、三线城市	全国 35 个城市, 覆盖 27 个省/自治区/直辖市	除港澳台外的 31 个省/自治区/直辖市

续表

发布年份	2013	2014	2015	2016	2017	2018	2019	2020	2021	2022	2023
调查主题	国人睡眠质量全面透视	科学睡眠，好梦中国	民生问题下的睡眠	情感与睡眠关系披露	梦想与睡眠	年轻人的睡眠	建国70年，7代人的睡眠	大数据下的睡眠	深睡时代到来	中国人睡眠质量调查	中国人睡眠质量调查
主要发现	睡眠指数得分为64.3分，24.6%的居民睡眠质量低于60分，94.1%的公众的睡眠与"良好"水平存在差距	睡眠指数得分为66.5分，36.2%的居民睡眠质量得分低于60分	睡眠指数得分为66.7分，三年来，女性睡眠指数得分首次超过男性，睡眠障碍问题已经影响了越来越多的中青年人	睡眠指数得分为69.0分。随着婚龄增加，睡眠质量呈现稳定上升趋势	睡眠指数得分为74.2分，首次超过70分。研究发现，创业人群的睡眠情况比普通公众差	1990～1999年出生人群睡眠指数得分为66.26分。研究发现，手机等电子产品带来睡眠干扰	睡眠指数得分为71.24分。13.8%的人得分为91～100分，26.3%的人得分为76～90分，33.1%的人得分为66～75分，16.1%的人得分为51～65分，10.7%的人的得分低于50分	平均睡眠时长为6.92小时，接近6小时，六成的人每周熬夜超过3次，失眠群体在不断增加	2020年平均睡眠时长为6.69小时，平均起床时间为7：19，41.0%的中国人表示虽然睡得长，但是醒来后状态不是很好	睡眠指数得分为64.78分，睡眠质量指标得分为71.51分，睡眠环境指标得分为68.54分，睡眠信念和行为指标得分为54.73分	睡眠指数得分为67.77分，睡眠质量指标得分为74.22分，睡眠环境指标得分为70.96分，睡眠信念和行为指标得分为56.55分

表 2　2012～2022 年中国睡眠指数

年份	2012	2013	2014	2015	2016	2017	2018	2019	2020	2021	2022
睡眠指数（百分制）	64.30	66.50	66.70	69.00	74.20	66.26	71.24	69.20	67.50	64.78	67.77
睡眠时长（小时）	8.50	7.50	8.20	8.45	8.20	7.45	7.65	6.92	6.69	7.06	7.37
入睡时间	22：30	23：14	22：39	23：09	22：42	23：43	23：13	23：55	0：37	0：33	23：45
起床时间	7：00	6：44	6：40	7：39	6：54	7：13	6：52	6：30	7：19	7：37	8：28

Contents

I General Reports

Abstract: At present, China's aging population is accelerating, and the problem of unbalanced and inadequate development is prominent. Therefore, paying attention to the sleep status of vulnerable groups and promoting sleep equality among different groups is not only a necessary meaning of healthy China construction, but also an important part of promoting common prosperity. Based on the Chinese Social Mentality Survey 2022, we examined the sleep status and sleep equality in 2022. Additionally, we examined the effect of social mentality, as well as the effect of beliefs related to common prosperity, on individuals' sleep status. The results demonstrated that: (1) People's sleep duration and self-rated sleep quality need to be improved, especially for middle-aged, elderly people (i. e. those aged 50 or above) and women. (2) Socioeconomic status positively predicted self-rated sleep quality. It is necessary to promote sleep equality and narrow the sleep health disparities during the process of advancing common prosperity. (3) High-quality sleep depended on a positive and healthy mental environment, and a positive social mentality served as the social psychological basis for improving people's sleep status. (4) Beliefs related to common prosperity (including class system justification belief, class mobility belief, belief in reward for application, as well as internal attributions on affluence) played a positive role in improving sleep status and promoting sleep equality.

Keywords: Sleep Duration; Sleep Quality; Sleep Equality; Social Mentality;

Beliefs Related to Common Prosperity

China Sleep Index Report 2022   / 30

Abstract: The sleep index in this study includes two parts: subject index and object index. The former includes sleep quality, sleep belief and behavior, while the latter includes social environment, family environment and living environment related to sleep. The data used in this study were the online sleep status survey of Chinese residents conducted by the Institute of Sociology of Chinese Academy of Social Sciences in December 2022. A total of 6343 people aged between 19 and 72 were collected. The study found: (1) That the sleep index of the public in 2022 was 67. 77, which was higher than that in 2021, and the score of the three primary indexes also increased compared with that in 2021. Among them, the index of sleep quality was the highest (74. 22 points), followed by the index of sleep environment (70. 96 points), and the index of sleep belief and behavior was the lowest (56. 55 points). (2) The average daily sleep duration of Chinese residents is 7. 37 hours, which is generally increased, but the gap between the shortest and longest sleep duration is larger. (3) Chinese residents do not pay enough attention to insomnia, the number of people who rely on drugs to promote sleep is on the rise, and the unreasonable belief about sleep is increasing.

Keywords: Sleep Index; Sleep Quality; Sleep Belief; Sleep Deprivation; Sleep Environment

Ⅱ Reports of Different Groups

A Sleep Study on Different Generations   / 57

Abstract: After entering the digital society, digital technology has an important impact on people's sleep. According to their familiarity with the Internet, different age groups are divided into pre-generation, Generation X, Generation Y and Generation Z. Based on the objective sleep duration and subjective perception of sleep quality, the sleep status of different generation groups is analyzed, and the characteristics of basic demographic variables are analyzed. The study found that the overall sleep quality of the different generations was fair, with an average sleep duration of more than seven hours. Gender, education level, residence area type and personal income significantly affected the sleep duration or self-rated sleep quality of different generations.

Keywords: Generations; Sleep Quality; Sleep Duration; Demographic Variables

A Sleep Study on Different Educational Groups / 78

Abstract: This study compared and analyzed the sleep status of people with different levels of education using data from the 2022 Chinese Residents' Attitudes to Life Survey. The study found that in terms of sleep duration, those in elementary school and below were most likely to sleep six hours or less, and those who slept seven or eight hours were least likely to sleep. Conversely, those with a college degree or higher were most likely to sleep eight hours. Being more educated had a positive effect on getting 7 – 8 hours of sleep a day. In terms of self-assessment of sleep quality, the proportion of "very poor" and "poor" sleep quality was highest in the group with primary school education or below, followed by the group with secondary school education. The group with a bachelor's degree or above had the lowest rates of "very poor" and "not good" sleep quality and the highest rates of "very good" sleep quality. The results of correlation analysis showed that education level was positively correlated with self-rated sleep quality and sleep duration. The results of regression analysis also showed that education level had a positive and significant impact on both sleep duration and self-rated sleep quality. However, sleep duration and self-rated sleep quality were also affected by many other factors, which deserved further exploration.

Keywords: Sleep Duration; Sleep Quality; Education Level

A Sleep Study on Different Occupational Groups / 90

Abstract: This study compared and analyzed the sleep status of different occupational groups using data from the 2022 Chinese Residents' Social Mentality Survey. The study found that students had the longest sleep duration and better sleep quality than other occupational groups. Except students, there was no significant statistical difference in sleep duration and sleep quality among all occupational groups. The higher up the ladder, the shorter the sleep duration, with top managers sleeping less than those being managed and freelancers. In addition, the self-rated sleep quality of both managed and self-employed people was better than that of senior managers.

Keywords: Sleep Quality; Sleep Duration; Occupation Category; Operating Post

Ⅲ Special Reports

Abstract: Sleep Medicine is an emerging multidisciplinary medical specialty. Currently there are more than 3000 sleep labs/Centers across China. Since the beginning of the 21st century, the level of research projects in the field of sleep has been continuously improved. Sleep medicine research has been included in the national key basic research development plan (973 project, major national R&D project and SKRD program) and Ministry of Science and Technology of the People's Republic of China. The utility of new technology will further promote the development of sleep medicine. This review will briefly introduce the current status of sleep medicine in China, and the future direction of sleep in the world.

Keywords: Sleep Medicine; Sleep Disordered Breathing; Sleep and Circadian Rhythm

Abstract: The rapid development of society has put forward higher requirements for people's adaptability, and brought more pressure to people's production and life, the increase of pressure also has an impact on the sleep condition. In this study, a survey B of living conditions of Chinese people under COVID-19 was conducted by the Institute of Sociology, Chinese Academy of Social Sciences in

2022 to analyze the current situation of living pressure, sleep duration and sleep quality faced by Chinese people and the impact of life pressure on sleep duration and sleep quality. The results show that: The price pressure and the income pressure are the two main living pressures that people face; the living pressure of women is generally higher than that of men in all aspects; and the living pressure of people under 30 and those living outside urban centers is relatively higher; income and work-study stress significantly negatively predicted sleep quality. Therefore, to improve people's sleep conditions, promote sleep equality and health equality, on the one hand to stabilize prices, improve people's income level, on the other hand to reduce people's work and study pressure, this will be a long-term and arduous systematic project.

Keywords: Life Pressure; Sleep Duration; Sleep Quality; Sleep Condition

The Influence of Meaning in Life on the Sleep Duration and Sleep Quality / 135

Abstract: Sleep has become a prominent social problem that affects people's physical and mental health and the quality of life. By analyzing the data of the 2022 epidemic social psychology survey volume B, it was found that the presence of life meaning was positively related to the duration and quality of sleep. Further analysis showed that the improvement of the presence of life meaning contributed to the improvement of the sleep duration and quality of the public; but the search for meaning had no significant effect on the sleep. The analysis of demographic variables found that the quality of life of first married couples was the highest, the sleep duration of the elder was shortest, and the sleep quality of young people was worst. The decrease of monthly income significantly affected the sleep duration. Therefore, we should improve people's presence of life meaning, shape a correct concept of marriage, improve the sleep status of the elder and young people, and broaden revenue channels, so as to improve the life quality of the public and meet the needs of residents for a better life.

Keywords: Meaning in Life; the Presence of Meaning in Life; Sleep Duration; Sleep Quality

Sleep Status of Business Travelers and Its Influencing Factors   / 155

Abstract: In 2023, business and social activities will gradually resume, and business travelers will become more active. The sleeping condition of business travelers has also become a research topic worthy of attention. Using quantitative and qualitative methods, this paper analyzes the sleeping condition of travelers and the factors affecting their sleep. The survey found that 73.57% of respondents fall asleep late and 55.53% of the respondents had insomnia for 1 – 7 days in the past month; More than 90% of travelers sleep less than 8 hours a day in hotels during business trips; 44.96% of travelers think they don't sleep long enough; Bedding, sleeping environment and work pressure are the main factors affecting the sleep of business travelers. The study points out that hotels can choose mattresses with a higher degree of comfort from the perspective of creating a good sleeping environment for business travelers, which helps to improve the quality of sleep for business travelers; From the perspective of the individual traveler, it is necessary to maintain an optimistic attitude, reduce the negative emotions caused by stress, so as to ensure the quality of sleep.

Keywords: Travelers; Sleep Duration; Sleep Quality

A Sleep Study on the Sports and Fitness Crowd   / 170

Abstract: In recent years, people have paid more and more attention to personal health. Health have become the core issues of people's lives. More and more people have begun to pay attention to physical exercise. This study uses a combination of qualitative interviews and quantitative research to analyze the sleep status of the sports and fitness crowd. The findings show that sports and fitness people have good sleep quality and high sleep satisfaction, more than 80% of the sports and fitness crowd fall asleep within half an hour, the number of insomnia is less than the overall level; Exercisers tend to go to bed late and wake up early, but their sleep is relatively regular; The average sleep time of the respondents was 7.39 hours per night, but their self-perception was slightly insufficient. Overall, sports and fitness crowd well. At the same time, exercisers have a good effect on promoting sleep.

Keywords: Sports and Fitness; Sleep Quality; Sleep Duration

A Study on the Sleep Status of College Students and Its Influencing Factors　　　　　　　　　　　　　　　　　　　　　　　　　　　/ 184

Abstract：In this report, contemporary college students are selected as the research objects, and the QUAL→QUAN sequencing strategy in mixed method research (MMR) are adopted. The relevant factors affecting sleep quality, sleep cognition and sleep evaluation of college students are explored from multiple perspectives. The survey found that objective problems such as the use of electronic products, psychological reasons, academic tasks, and sleep environment are important factors affecting sleep quality of college students. Subjectively, 68.86% of the respondents can clearly recognize the importance of regular work and rest. 89.79% of the respondents recognized the various health risks that sleep may cause. However, 52.6% of the respondents did not actively change their sleep habits, and their schedules were still irregular. Although sleep problems are more common among college students, 31.48% of the respondents believe that all walks of life do not pay enough attention to young people's sleep problems. This report puts forward corresponding suggestions on how to improve and enhance sleep quality, ensure adequate sleep, and actively respond to sleep disorders.

Keywords：College Students; Sleep Quality; Sleep Cognition; Sleep Evaluation

Ⅳ　Appendix

Appendix：11-year Review of Sleemon Sleep Index Research in China

/ 227

后 记

人们常说，人的一生中1/3的时间是在睡眠中度过的。睡眠占去了生命1/3的时间，这1/3的时间为另外2/3的时间提供动力。但在科技越来越发达、社会经济状况不断改善的今天，睡眠却成为一个问题，不仅许多人受睡眠障碍之苦，而且睡眠问题也成为广受关注的社会问题。

2022年，中国社会科学院社会学研究所社会心理学研究中心完成并出版了第一个研究中国人睡眠的研究报告——《中国睡眠研究报告2022》。这是一个不同于以往从医学或健康视角研究睡眠的报告，这个研究报告是国内首次从社会学、社会心理学角度对睡眠问题进行全面研究的报告，涉及不同群体的睡眠状况，以及睡眠状况在2010~2018年间的变化情况，也包括睡眠与人们生存质量、心理健康、幸福感、社会心态之间关系的探讨，我们也尝试编制了睡眠指数来综合衡量民众睡眠状况，并计划通过持续的研究来考察中国人睡眠状况的变化，对睡眠问题进行持续研究。出版睡眠研究报告的初衷是希望全社会都能关注睡眠问题，了解睡眠问题的严重性，希望政府部门、商业机构和社会组织共同来面对和解决这一问题。《中国睡眠研究报告2022》的出版和发布确实达到了预期的效果，包括中央广播电视总台在内的重要媒体和互联网各大平台都报道了我们的一些研究结论与出版信息，我们的研究成果也受到国内外学者的关注，这充分体现了我们团队工作的意义和价值，更坚定了我们持续进行这一研究的决心。

《中国睡眠研究报告2022》出版后我们就开始了"中国睡眠研究报告2023"的调查与写作的筹备工作。与第一个研究报告相比，这个研究报告在调查、研究、主题选择和报告撰写上投入的时间更多。今年的调查数据更加丰富，除了和去年一样为"2022年中国睡眠指数报告"的写作专门进行线上调查外，我们在社会心态调查中也加入了睡眠相关问题，而这个调查是严格的全国随机抽样入户调查，可以推断全国民众这个总体的情况，客观地讲，这样的调查在国内甚至国际上也是第一次，能够更加准确地反映中国民众的睡眠状况。此外，借助这一数据我们可以研究睡眠与美好生活需要、获得感、幸福感、公平感等社会心态指标之间的关系。

我们这个研究报告能够高质量、高效率地完成与研究团队的精益求精和刻苦努力分不开，也得益于我们多方的合作。在报告出版之际，我对大家的努力和奉献表示衷心感谢！

我们研究团队越来越认识到睡眠问题研究的重要意义，大家密切关注国内外睡眠研究的新进展，在内容和方法上努力创新，认真完成各自的研究报告，特别是张衍博士两年来一直负责这个项目的协调工作，并出色地完成了这项工作。我对团队成员的付出表示感谢！

感谢社会科学文献出版社对这一选题的重视。责任编辑杨桂凤舍弃了自己的休息时间，保证了这个报告能在"世界睡眠日"与大家见面。

很高兴与喜临门睡眠研究院再次合作，感谢他们对研究团队和这个研究报告的支持！

我们也感谢国际著名睡眠医学专家韩芳博士对我们这个项目的肯定和支持，也期待未来在睡眠研究学术交流和科学普及上有更多合作。

感谢知萌咨询肖明超总经理在这个项目上的不懈努力，我们的合作既愉快又富有成效。

最后要说明的是，书中除了以下署名者外，其余报告均为睡眠指数课题组集体完成。

以下各报告的作者为：

《共同富裕视角下的睡眠平等》：王俊秀（中国社会科学院社会学研究所研究员，中国社会科学院大学教授、博士生导师，温州医科大学教授）、张跃（中国社会科学院社会学研究所博士后、助理研究员）

《2022 年中国睡眠指数报告》：张衍（中国社会科学院社会学研究所助理研究员）、刘娜（中国社会科学院大学博士研究生）

《不同世代群体的睡眠研究报告》：张舒（中国社会科学院－上海市人民政府上海研究院博士研究生）

《不同受教育程度群体的睡眠研究报告》：张静（中国社会科学院大学博士研究生）

《不同职业群体的睡眠状况研究报告》：刘洋洋（滨州学院讲师）

《中国睡眠医学及研究现状与未来发展展望》：韩芳（亚洲睡眠学会主

席，北京大学睡眠研究中心主任，北京大学人民医院睡眠医学科主任，教授、博士生导师）

《生活压力对睡眠时长和睡眠质量的影响》：刘娜（中国社会科学院大学博士研究生）

《生命意义感对睡眠时长和睡眠质量的影响》：王园园（内蒙古师范大学博士研究生）

《大学生睡眠状况及其影响因素调研报告》：赵心妤（桂林电子科技大学本科生）、王倩倩（桂林电子科技大学本科生）、黄依婷（桂林电子科技大学本科生）、谢展玉（桂林电子科技大学本科生）

王俊秀

图书在版编目(CIP)数据

中国睡眠研究报告. 2023 / 王俊秀等著. —— 北京：
社会科学文献出版社，2023.3
（睡眠研究丛书）
ISBN 978 - 7 - 5228 - 1446 - 9

Ⅰ.①中…　Ⅱ.①王…　Ⅲ.①睡眠 - 研究报告 - 中国
- 2023　Ⅳ.①R338.63

中国国家版本馆 CIP 数据核字（2023）第 029312 号

睡眠研究丛书
中国睡眠研究报告 2023

著　　者 / 王俊秀　张　衍　张　跃　等

出 版 人 / 王利民
责任编辑 / 杨桂凤
责任印制 / 王京美

出　　版 / 社会科学文献出版社·群学出版分社（010）59367002
　　　　　　地址：北京市北三环中路甲 29 号院华龙大厦　邮编：100029
　　　　　　网址：www.ssap.com.cn
发　　行 / 社会科学文献出版社（010）59367028
印　　装 / 三河市龙林印务有限公司

规　　格 / 开　本：787mm × 1092mm　1/16
　　　　　　印　张：15.5　字　数：265 千字
版　　次 / 2023 年 3 月第 1 版　2023 年 3 月第 1 次印刷
书　　号 / ISBN 978 - 7 - 5228 - 1446 - 9
定　　价 / 118.00 元

读者服务电话：4008918866